親子館
A5030

The PRT Pocket Guide

自閉／亞斯兒
強化動機治療手冊

Robert L. Koegel & Lynn Kern Koegel 著
洪偉智、林怡君 譯

遠流出版公司

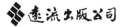

目錄

PART 1

核心反應訓練中核心代表的意義

PART 2

執行核心反應訓練的時機與方法

【專文導讀1】

自閉症臨床工作的良師知己

馬偕醫院精神醫學部兒童青少年心智科臨床心理師 **王加恩**

二歲半的安安總是對於爸爸媽媽的叫喚缺乏反應，也不太看人，至今還不會叫爸爸媽媽，總是需要拿出糖果或是會轉動的玩具吸引他，安安才會注意起別人～

五歲的誠誠總是喜歡安靜地坐在書桌前拿著畫筆不斷且精細地畫著各式各樣恐龍；然而，他卻上幼稚園的畫畫課時因為老師不准他一直畫恐龍而尖叫生氣～

十歲的小敏總是喜歡自己一個人研究各國捷運系統，勝過與家人朋友一起聊天玩耍～

這十多年來與自閉症孩子與家長們一同工作的日子裡，印象深刻的是，有一位母親如此分享著：「我只是想要享受一般為人母能跟自己的孩子自然而然的一起玩，一起笑的感受，但這樣的期待居然是如此困難。」這位母親說出來的語氣雖輕，但聽在耳裡我心中卻有一股久久揮之不去的沉重感。

「自然而然」這四個字形容人與生俱來、隨著時間會發展出來的能力。與人親密互動的興趣，模仿學習的動機與能力，語言溝通的發展均是我們與生俱來的能力。然而，不同於一般孩子毫不費力便可以展現出來的能力，自閉症孩子似乎在這「自然而然」的能力發展路徑上有了不同的樣貌。也因此讓這些孩子與家長面對著更多艱辛的困難與挑戰。

早期傳統在治療室中一對一的行為療育模式，往往無法有效的幫助自閉症孩子將所學類化到日常生活中。而若只是單單透過給予餅乾糖果等增強物幫助自閉兒學習看人、說話與許多認知能力的方式，似乎不足以讓自閉兒學習到看人與說話，抑或是學會認顏色形狀背後的真實意義。當糖果餅乾消失後，這些訓練出來的能力是否隨之消失了？

如何在日常生活中幫助自閉兒發展出自然而然的學習動機與能力？能有好的治療類化效果？如何幫助家長成為孩子最重要的老師？找到自閉兒社交與語言障礙背後更

精確核心的心理病理機制，一直是筆者在臨床心理介入與學術研究工作中，不斷思考與嘗試努力的方向。而本書作者羅伯特．柯格爾（Robert L. Koegel）博士於一九八七年創建「核心反應訓練」（Pivotal Response Treatment, PRT），並隨之出版了*Pivotal Response Treatments for Autism: Communication, Social, and Academic Development*一書，書中詳盡描述了自閉症核心缺損向度，強調在自然互動的環境裡製造孩子的學習動機，並且提出了許多具體治療技巧。猶記得初閱讀此書時，內心深處的雀躍，彷彿在自閉症的臨床工作中，找到了良師知己。而近幾年來，更是有了許多實徵研究支持此療法的臨床有效性，這實在是令人興奮且感謝的。馬偕兒心團隊也成立讀書會花了近八個月的時間閱讀與討論ＰＲＴ。

本書則是將ＰＲＴ療法的實務應用精華，整理成一本易讀且深具臨床實用性的隨身實戰手冊。本書譯者洪偉智臨床心理師是我在馬偕醫院臨床工作的多年好友，深知他內在那顆愛孩子的心，以及對翻譯這本書的熱情與堅持。翻譯過程中，看見他在每一個專業字句上謹慎查考資料的過程，以及仔細重複核對的歷程。白天忙碌的臨床工作結束後，能堅持的完成此書的翻譯工作，實在難能可貴。而熱愛與孩子工作的林怡君臨床心理師亦與偉智有著好的默契，一同細心謹慎且有效率的完成翻譯的工作。這份堅持為著是將最完整且正確的知識傳遞出來，方便大眾閱讀，希望能幫助到更多的孩子與家長。

近二、三十年來自閉症盛行率由早期的萬分之五增加到百分之一，增加了驚人的20倍。相信此書必能幫助更多自閉症家長，臨床工作者與學術研究者一窺具實徵研究支持的核心反應訓練實戰精華！

【專文導讀2】

融入自閉兒生活情境的居家親職技巧

臺灣大學醫學院物理治療學系助理教授 **吳晏慈**

兒童自閉症類群障礙症（Autism Spectrum Disorder）的主要症狀為社會互動的缺陷、語言溝通的缺陷及侷限重複同一的行為或興趣。近年來，由於嬰幼兒社會行為的細緻研究、診斷觀念的改變等因素，此病症的盛行率較以往急遽增加。依據美國疾病控制與預防中心（Centers for Disease Control and Prevention）的最新統計，二〇一〇年美國8歲兒童被診斷為自閉症的盛行率為1：64（每64人中即有1名罹患自閉症）。相比之下，該數字已超越了罹患唐氏症、糖尿病及愛滋病之兒童數的總和。在臺灣，根據內政部統計，一〇一年自閉症人數已經高達一萬兩千三百三十九人，與一〇〇年之一萬一千兩百一十二人相較，成長了約10％。若與十年前人數相比較，自閉症者增加2.7倍，是身心障礙者人數增加幅度最大之一。

自閉症患者常會出現許多情緒行為問題，目前醫療機構和學校提供的療育資源，雖然能夠對於自閉兒的發展障礙帶來改善，但是當孩子回歸家庭環境生活時，還是經常有不少衝突的情境發生，因而帶給家長教養的困擾。本書所介紹的核心反應訓練方法，為美國近十年來新興的居家親子介入模式，已有相當多的研究成果顯示對自閉兒的發展有其成效，筆者曾在美國約翰霍普金斯大學參與自閉症類群障礙症的早期介入研究，因而到美國聖地牙哥加州大學自閉症研究中心接受此療法的訓練，在研究進行期間，我們研究團隊利用將近兩年的時間，將核心反應訓練的介入內容中文化，並初步對臺灣自閉兒家庭進行前驅研究，研究的結果顯示，照顧者可以在專業人員的訓練之下，有效的習得核心反應訓練的技巧，此療法對照顧者和自閉兒的日常生活互動能力，以及解決孩子的行為情緒問題有極大的幫助。

本書是核心反應訓練在國外出版的相關書籍中，最適合家長和一般大眾閱讀的，對於核心反應訓練的宗旨——增強自閉症患者的核心動機領域，有極為深入淺出的介紹。書中介紹的許多實徵研究，您可以瞭解此訓練方法對於自閉症患者的正向療效；若您是自閉兒的家長，可以嘗試在日常生活中，透過增強動機，誘發孩子主動與人互動的能力；若您是在教育或醫療領域工作的專業人員，可以瞭解此自然發展性的介入模式與傳統自閉症療法的差異。近年來，對於發展障礙兒童的早期療育模式已相當重視「以家庭為中心」的實務概念，此書介紹的療育方法，即是以融入孩童的生活情境中為主，教導兒童對自然情境中的許多學習機會和社會互動做出適當的反應，促使兒童精熟社交與被教育的技能，使其能融入豐富且有意義的生活情境之中。非常期待有更多的自閉兒家庭能因此書受惠，能夠帶給自閉兒家長可參考實用的親職技巧、與家庭情境互動上的有效協助。

【專文導讀3】

經過嚴謹科學檢證的PRT自閉症早療模式

政治大學心理系教授 姜忠信

Robert Koegel 與 Lynn Koegel 兩位教授是核心反應訓練（pivotal response treatment, PRT）目前重要的代表人物，前者是創始人，筆者多年來一直閱讀他們發表的學術文章，也讀過他們在一九九〇年代出版過的專書。但過去在美國進修期間，卻沒有機會拜訪，也未曾親自見到他們團隊成員實際的操作方式。但特別的是，過去在美期間所參訪過的許多自閉症研究機構及早療中心裡，大家對PRT都相當熟習，甚至常宣稱他們早已經將PRT融入各類介入活動中。我個人對他們在自閉症早療工作上的成就一直相當景仰，因為R. Koegel 教授曾是傳統應用行為分析（Applied Behavior Analysis, ABA）的大將Ivar Lovaas 教授的學生，後來離開他老師，發展出自己的觀點及模式。直到最近兩年，由約翰霍普金斯大學執教的李麗卿教授推薦下，另一位PRT的重要學者Laura Schreibman 教授（也曾是Ivar Lovaas 教授的學生）的重要弟子Arbyn Stamer 教授（目前在戴維斯加州大學ＭＩＮＤ研究院工作，也是*Autism* 期刊的主編之一）訓練了三位臺灣的專業人士（包括精神科醫師、物理治療教授及臨床心理師）後，對屏東鄉下地區低資源取得的自閉症兒童家庭，進行一項的家長訓練課程研究案。我才有機會親自與他們接觸，聆聽他們在臺灣的實踐經驗後，才更具體的理解這項訓練模式。

簡言之，ＰＲＴ是繼承傳統的ＡＢＡ工作模式之後，一套所謂當代ＡＢＡ工作模式。這種說法，有些學者並不認同，因為絕大多數的自閉症早療模式都是在ＡＢＡ的大傘下，也就是都採取這種應用行為分析的原理原則，來實施自閉症的早療工作。但在此區分傳統ＡＢＡ與當代ＡＢＡ，是因為傳統的ＡＢＡ多半指稱的區別嘗試訓練（discrete trial training, DTT），這種模式重視的是由治療師主導，兒童多半是被動的角色，且主要是一對一的訓練課程。而ＰＲＴ，之所以稱為當代的ＡＢＡ模式，是重視兒童的主動性或主導性。ＰＲＴ中所謂的「核心」是什麼？簡言之，就是指兒童的動機、對多元線索的回應、自我管理以及發展社交互動的主動性。ＰＲＴ的理念，就是希望能促進這些目標的提升，而能改善自閉症兒童的社會、溝通、各種挑戰性的行為及各項學習能力。用白話文來說，就是要自閉症孩子在自然、生活化的情境下，快樂且有效率的學習，並融入你我所共同擁有的學校及社會生活之中。

由於這種訓練方式強調動機及促進自發性，與當代不少其他取向的自閉症早療模式相似，包括早期常談到的隨機教學法（incidental teaching），以及最近美國十分流行的丹佛早療模式（Early Start Denver Model, ESDM）、社會溝通、情緒調節及人際支持模式（Social-communication, Emotional Regulation, and Transactional Support, SCERTS），或是對特定能力發展而介入的共享式注意力、象徵遊戲及參與諧調訓練（Joint Attention, Symbolic Play and Engagement Regulation, JASPER）及交互模仿訓練（Reciprocal Imitation Training, RIT）等等。因此，今年由Laura Schreibman❶教授主筆，在著名的自閉症學術期刊*Journal of Autism and Developmental Disorders*中，宣稱這些都是所謂自閉症自然發展行為介入法（Naturalistic Developmental Behavioral Interventions, NDBI），且已經有足夠的科學研究證明，是值得推薦的自閉症早療模式。

ＰＲＴ從第一篇研究報告至今，據這本書的作者宣稱，已經超過一百篇學術報告以上。不過，若是以美國PubMed學術資料庫上所看到的，從一九九〇年代至今，至少也超過三十篇以上的學術報告。細看這些學術報告，大多是個案研究，或是單一受試者跨情境或跨行為的案例報告，但這兩三年來，陸續出現隨機嘗試實驗的介入研究報告，更有研究開始將行為測量，延伸到腦科學的測量形式。這一系列的報告，陸續證明ＰＲＴ在嚴謹的科學檢證程序下，能得到一定程度的支持，且不論是高低功能的自閉症兒童，都會受益。ＰＲＴ的應用，在這超過二十年以上的研究及實務經驗下，並不侷限在自閉症幼兒階段使用，它可以延伸到學齡期、青少年甚至到成人期。

在臺灣，ＰＲＴ的系統性研究才正要開始，頗值得觀察。不過，筆者需要指出，目前所有自閉症早期療育模式的研究報告，多半都是短期的療效報告，有的介入時間短則三個月或半年，較少見的則是兩到三年，而介入後能追蹤一至兩年已經不錯了，超過四年的屈指可數。療效指標多半著重在智能、適應行為的層面；較少涉及自閉症症狀，或自閉症核心缺陷改善等議題。ＰＲＴ目前的研究報告中，也較缺乏後者的資料的。這樣的指稱想表達的是：自閉症的早期療育或介入是一項難度甚高的工作，這

❶ Schreibman, L., et al. (2015). Naturalistic Developmental Behavioral Interventions: Empirically Validated Treatments for Autism Spectrum Disorder. *Journal of Autism and Developmental Disorders*, 45(8):2411-28.

當中的關鍵仍在他們心理病理的複雜度，遠高於目前單純以行為介入的模式。這樣說並不是要否定當代不同學者或臨床、教育工作者對自閉症療育工作所投諸的心力，而是要指出：真要做好這項工作，是需長期結合各類醫學、心理學及特殊教育等專業人員一同努力的大工程。

筆者忝為此領域工作的一份子，一直期待臺灣各專業領域，對自閉症各種有科學證據的介入模式，能多元的重視及推廣。因此，當看到這一本ＰＲＴ的翻譯書出現，又是同行後輩實務工作者所用心翻譯的作品，感到相當高興。因為臺灣社會過去多年來，介紹ＰＲＴ的書籍甚少，ＰＲＴ的工作模式，的確需要在這塊土地上仔細的介紹與推廣。細看這本在美國二〇一二年出版的ＰＲＴ書中各章的介紹內容，讀者若已是長期投諸自閉症療育的專業人士，讀來想必會心有戚戚焉的，因為書中介紹的這些觀念，都是臺灣專業領域在介紹自閉症的療育概念裡，大家琅琅上口的內容。只是，臺灣的專家們一直沒有好好將長期實務的心得結合理論有系統的寫出來。兩位來自美國的Koegel 教授，他們做到了，也徹底的執行了。我想，身為華人世界讀者的我們，就見賢思齊了。

【專文導讀4】

兼具生活化與功能性的自閉症兒童教學指南

臺灣師範大學特殊教育學系教授 張正芬

琳恩與羅伯特柯格爾教授長期致力於自閉症的研究與教學，為自閉症領域傑出的研究者之一，他們結合科學研究與臨床實務的發現所發展出來的核心反應訓練課程，是一套架構清楚、有系統及實證本位、實用的訓練課程。

核心反應訓練已有近三十年的發展歷史，我在一九九八年曾撰文介紹過此一介入策略在自閉症兒童象徵性遊戲的應用。在這漫長的發展歷程中，柯格爾教授不斷融入新的治療元素，每一個元素（技巧）背後都有實徵研究的大力支持。

核心反應訓練重要的概念就是，透過核心能力的訓練，帶動與自閉症症狀有關的行為，如模仿、語言、情緒、行為等能夠跟著同步發展或改善，而不需要一次教導或處理一個行為。他們在實驗教學過程中，發現第一個核心能力是動機，若能將提高孩子動機這一核心要素融入訓練中，就可讓孩子在愉快的氣氛下有更主動的學習。訓練過程中，若孩子有機會選擇他想學習的內容，操弄他喜歡的物品，用他喜歡的方式學習，則學習本身、與他互動的人（教師、家長、治療師等）都變得有趣，不但學習動機提高，效果提升，孩子抗拒、混亂的行為也減少了。更重要的是，自閉症兒童更有可能將所學在自然情境中應用出來，而這在一般訓練中是很不容易看到的類化行為。

除了動機這一核心要素外、減少干擾行為、增進主動與人互動以及詢問問題的能力等對自閉症兒童而言，都是非常重要的核心行為領域。若能夠將重點放在核心領域的教導並且持續不斷地嘗試練習，就有機會幫助孩子在各方面有快速的進展。

本書針對如何執行上述核心領域的教導，提供大量生活化的例子和詳細的說明，搭配清楚且具功能性的實施步驟，讓家長、老師、相關專業人員可以有效地將核心反應訓練運用在家中、學校及社區。核心反應訓練的理論基礎，主要為行為學派的行為改變技術、應用行為分析，這對老師、相關專業人員，尤其是特教老師都是熟悉的，因此閱讀本書後，更容易應用。本書也充分考量家長在家執行的可行性，提供各種落實於日常生活中指導的方法。本人極力推薦這一本實徵有效介入法的書籍給關心與從事與自閉症教育、治療相關的人士們。

各界推薦

從事兒童發展困難領域的工作，我個人認為要成為一位好的自閉症類群障礙者的治療師是非常不容易的一件事，此障礙類別的孩子能力差異性極大，且患者本身的核心症狀社會互動的障礙，在建立治療關係上更增加了治療的困難度。本書介紹的核心反應訓練，鎖定自閉症患者之核心症狀，透過個案為中心在自然情境中治療介入的方式，以提升個案主動與人互動的能力為目標，進而改善其他各方面的能力如社會化、情緒管理等，是建構在實證醫學之下有效的介入模式。這是一本提升家長及專業人員知能的好書。

——**吳佑佑**，宇寧身心診所院長

核心反應訓練（PRT）是目前針對自閉症的眾多治療取向中擁有相對較多實證研究支持的治療法，本書是由PRT的創始人柯格爾（Koegel）夫婦共同撰寫，首先詳細列舉該團隊歷年來所進行的豐富研究成果，然後提出PRT的重要關鍵即在如何有效引發並提升自閉症者參與社會溝通的動機，接著清楚地描述如何在臨床治療情境與日常生活中運用PRT，並搭配案例分享幫助讀者領會箇中技巧。PRT十分強調家庭參與治療的重要性，以及在自然情境中進行治療與衡鑑的基本原則。我非常樂於向各位推薦本書。

——**黃雅芬**，黃雅芬兒童心智診所院長

美國自閉症之聲（Autism Speaks, 2015）的統計，接近半數的自閉症患者曾經走失、大多數（84%）自閉症患者成年後依然和父母共同生活、接近半數的25歲的自閉症患者從未得到過一份有償工作、自閉症患者一生的開銷平均為140萬到240萬美元。這本自閉症者核心訓練反應教戰手冊，作者擬訂了許多重要的技巧策略來誘發自閉症者的學習動機潛能，可以改善自閉症者前述現況窘境。我深信自閉症的孩子他們不是不會，需要的是機會，強烈推薦本書給家長、教師及實務工作者閱讀，大家一起來翻轉「星」生命。

——**劉增榮**，財團法人中華民國自閉症基金會執行長

這是一本我們都應該隨身攜帶的書。本書涵蓋了核心反應訓練的概念、執行方法、大量的成功例子與實徵研究基礎。這些傑出的臨床工作者提供我們極其寶貴的資料讓我們可以協助患有自閉症類群障礙症的孩童。

——**阿米・克林**（Ami Klin, Ph.D.），馬可仕自閉症教育研究中心主任

艾莫瑞大學醫學院小兒醫學部自閉症及相關疾患科首席教授

這是一本值得擁有的書籍，因為裡頭描述了具有邏輯性且經證實有效的訓練方式。而且書中提醒我們與自閉症孩童互動時最需要的就是耐心與不斷地嘗試練習。對於自閉症孩童來說，並沒有所謂治療的魔幻特效藥，但核心反應訓練確實帶來了實質的幫助與希望。

——**霍爾・提拉斯**（Howard Taras, M.D.）

聖地牙哥加州大學校園內科諮詢醫師暨小兒科教授

這是一本非常傑出的書籍，對於讀者來說是容易閱讀理解的，書中提供了豐富且實用的資訊。所以這本書對於任何一位與自閉症孩童一起工作的人士來說，都是十分有閱

讀價值的圖書資訊。

——**弗雷德．福克馬爾**（Fred Volkmar, M.D.）
耶魯大學醫學院兒童研究中心主任

本書對於核心反應訓練的基本原理有著引人入勝的完整描述，對於臨床實務的應用亦提供豐富的指引。這是所有生活在自閉症類群障礙症孩童周遭的人都必讀的一本書。

——**傑佛里．伍德**（Jeffrey J. Wood）
洛杉磯加州大學教育學系及精神醫學與生物行為科學系副教授

這本書提供所有自閉症治療者實用與基本的資訊，而且會是一本讓我想要不斷推薦的書籍。

——**瓊恩．赫許**（Joan Hersh, M.A.）
加州橘郡芳泉谷地區學齡前混合教學計畫老師

在許多探討經實徵研究驗證為有效的自然情境治療策略書籍中，這真是很棒的一本，書裡有大量容易理解閱讀的範例與詳細的說明，更重要的這些內容都有緊貼著科學的概念與原則。這真的是柯格爾博士夫婦智慧的結晶。

——**特拉維斯．湯普生**（Travis Thompson, Ph.D.），明尼蘇達大學

琳恩與羅伯特．柯格爾（Lynn and Robert Koegel）是目前在自閉症診斷與治療領域中最具權威的研究者。這本讓大家等待已久關於核心反應訓練的書籍，對於自閉症孩童的家長與相關專業人士來說，都應當是必讀的書籍。

——**阿蕾瓦．馬丁**（Areva D. Martin, Esq.），特殊需求網路公司創辦者暨總裁、《日常主張：為自閉症或其他特殊孩子站出來》（*The Everyday Advocate: Standing Up for Your Child with Autism or Other Special Needs*）作者

這是一本核心反應訓練的核心書籍，將科學與臨床上的結論轉化成實用的訓練步驟，好讓實際操作的人士與父母在其中找到有意義與有實質效果的策略。

——**山繆爾．奧多姆**（Samuel L. Odom, Ph.D.）
北卡羅萊納大學教堂山分校兒童發展研究院主任

這是一本容易上手的書籍且提到許多核心反應訓練中實用的技巧，可以讓你在每天的生活環境中運用。且透過許多讓人深思的例子，可以知道核心反應訓練運用在家中、學校、社區皆是可行有效的，並從作者的描述中可以知道更多關於這種清楚架構，且經實徵研究驗證的訓練法之重要元素。

——**約瑟夫・魯西新**（Joseph M. Lucyshyn, Ph.D., BCBA）

溫哥華英屬哥倫比亞大學

對於治療程序進行循序漸進的說明，並透過生活中的實例與小故事來促進你對治療內容的理解。這真是一本實用且對讀者友善的書籍。

——**安娜・伯克**（Anna Burke）

加拿大新斯科細亞省雪梨自閉症治療協會

布雷頓角社區喘息照護協調人

本書提供了柯格爾博士夫婦在自閉症領域具有引導性的重要觀點，並且給予許多清晰的引導，勢必會在父母、老師與其他有相關需求的人士之間受到歡迎。

——**馬克・杜爾德**（V. Mark Durand, Ph.D.）

聖彼德斯堡南佛羅里達大學心理系教授

《正向行為治療期刊》（*Journal of Positive Behavior Interventions*）共同編輯

核心反應訓練幫助了我的孩子，讓他現在成為了一位成功與獨立的大學生。本書裡充滿了實用的操作程序，還有很多生活化的例子。所以這本簡明扼要、容易閱讀的書籍對我的家庭與相關治療團隊成員真的是最佳引導。

——**克萊兒・拉澤布尼克**（Claire LaZebnik）

《孩子，你並不孤單》共同作者

對於核心反應訓練來說，這是到目前為止最清晰、最好用，且程序說明最為詳細的書籍。柯格爾博士夫婦確實不枉其名聲，提供了我們一本非常具有實用價值的書籍，相信它會成為深受自閉症影響的家庭、專業人士極具參考價值的寶藏。

——**格倫・鄧拉普**（Glen Dunlap, Ph.D.）

南佛羅里達大學與內華達大學雷諾分校

核心反應訓練是奠基於數十年研究而來的技巧，它可提供自閉症孩童大量實質的療效但卻毫無痛苦的過程。而在這本容易閱讀的書籍中，描述了核心反應訓練重要概念的摘要，讓我們知道自閉症孩童與扮演重要角色的家人在訓練介入過程中，彼此以愉快玩耍的方式進行是很重要的概念。

——派特．米蘭達（Pat Mirenda, Ph.D, BCBA-D）

溫哥華英屬哥倫比亞大學教育諮商心理學暨特殊教育學系教授

譯序

在從事兒童臨床心理師的這段日子以來，感謝能與這群可愛的自閉症孩童及其家長們一同學習成長。在與這些孩子接觸互動的過程中，可深刻感受到作者所傳遞的概念，也就是自閉症孩童絕對不是沒有人際互動動機的，他們往往受限於語言能力或是無法使用正確的應對進退方式，而較難以發展出適當的人際關係。核心反應訓練（Pivotal Response Treatment, PRT）最大的宗旨便是希望能夠順著孩子們的核心問題，使用適當的方式誘發其動機，並從中給予正確的引導，讓孩子逐步學習如何更自然地融入這個大環境之中。

ＰＲＴ的創始者柯格爾博士將此治療訓練方法的歷史演進與如何實際操作先行撰寫了一本 *Pivotal Response Treatments for Autism: Communication, Social, and Academic Development*（2006），後續則將其中精華的理念與操作技巧整合，並納入近年內的研究後，完成了本書，期望能夠提供專業人士、家長、老師等等與自閉症孩童有所接觸的人員一本可隨手閱讀、擷取重要治療概念的書籍。在知悉此書出版後，便積極與同仁討論以及和出版社聯繫，希望能夠將此書翻譯後，將書籍的概念傳遞給臺灣所有需要的人們。感謝遠流出版公司在瞭解我們的動機後，也迅速接洽柯格爾博士團隊談得版權，並在後續的翻譯過程中指點迷津。

在治療自閉症孩童的過程中，初期我們常常會讓孩子坐在治療室內，拿著一些制式但陌生的圖卡或是教具，希望孩子可以從中學得一些認知概念以及語言能力，但最常看到的就是孩子無法投入其中，往往需要搭配一些孩子喜愛的活動與增強物，才能引發與孩子的互動。本書從第1章開始，便不斷提醒所有家長、治療師這個重要的概念：如果我們要讓孩子真正進入學習的歷程，必定要思考如何引發其動機，而作者更是針對如何誘發孩子動機擬訂了許多重要的技巧策略，像是發現孩子有嘗試的意圖時便要給予增強，以及若要孩子學習一些新的行為，應當將孩子熟悉的內容混雜其中，方可增加孩子學習的意願等等。

此外核心反應訓練的另外一項重要概念就是要思考如何讓孩子願意主動與他人互動，這也是許多自閉症孩童家長最為關切的議題，在本書中我們可以看到作者使用大量篇幅闡述如何達到這個目標。

本書的另外一大重點，是強調除了治療師之外，家人應當都要融入孩子的治療，希望可以讓治療的效果發生在孩子的日常生活當中。這樣的理念在自己的從業生涯中確實非常認同，因為家長往往是與孩子相處時間最長的人，若能讓家長也理解如何引導孩子，相信會為孩子帶來最快速的進步。

另外本書最讓人感到信服的地方就是，作者提出的每項治療觀點，背後都有完整的研究結果加以驗證，讓我們知道自己運用的策略並非光靠作者一家之言，或是過度放大自己的成就。而且讀者不用擔心，書中闡述每項理念的意義與重要性之外，更同時列舉了許多鮮明的例子，讓人不至於無法理解與運用。

更值得一提的是，在第8章，作者提供如何紀錄孩子行為表現的一套系統，讓讀者能有效記錄孩子的狀況，並將治療策略得心應手地使用。相信不論是專業人員或是家長，在經過仔細的閱讀與實際運用後，必能激盪出更多的治療訓練靈感，讓孩子在與您歡樂的互動中有效學習成長。

若家長首先閱讀前言，卻因太多的研究論述而感到過於生疏時，不妨先從第1、2章的正文閱讀起，後續再回頭參看研究的內容，應當會更有收穫喔！

最後要感謝天父的看顧，讓此書的翻譯得以完成，以及謝謝院內同事王加恩臨床心理師將此治療概念介紹給我，並示範教導如何運用。而身為翻譯新手，謝謝一同進行翻譯的林怡君臨床心理師，能透過互相討論，思考如何將這些治療概念更清楚地呈現。期盼此書的問世，能夠給予自閉症孩童更多治療的可能性與盼望，也願天父持續保守這群可愛的孩子與家長。

作者序

這本書的撰寫目的是希望為自閉症（Autism）與亞斯伯格症（Asperger Syndrome）孩童的核心反應訓練（Pivotal Response Treatment, PRT）治療模式，提供一本易讀實用的手冊。在書中我們運用了簡單且實際的方法說明究竟什麼是核心反應訓練，以及這個訓練方法背後的重要關鍵點，像是家庭參與的重要性、在每天的生活情境中皆可使用等等。而且也特別說明如何將治療訓練的焦點放在一些核心、具決定性的領域向度上（我們稱之為核心領域），因為若能有效處理此部分，將可帶來廣泛且迅速的治療訓練效果。此外我們也提供了核心反應訓練本身以及每項重點之所以有效的詳細科學證據。

在每個章節裡，我們提供許多特別的小故事，希望能清楚解釋核心反應訓練的重要概念，這些小故事都是從我們的相關經驗而來，但都混合了不同的例子並用假名以保護這些孩子與家庭的隱私。此外，每個章節也都會加入相關的科學討論，提供這些觀點有力的支持。順著這些科學的根基，我們接續提供許多實際且有用的例子，以利讀者能夠知道如何確實執行這些技巧，並在閱讀後亦能夠針對不同嚴重程度的孩子（像是從需要高度協助的孩童到被診斷為亞斯伯格症的孩童）給予適合他們的協助。這個部分我們在每個章節會以「落實於日常生活之中」的標題來進行後續詳細的說明，因為當要將治療訓練的概念與方法落實在每天的生活情境中，事情就不是像文字提到的那般簡單，所以我們才需要將過程中可能會遇到的狀況進行更清楚地說明，幫助讀者在實際生活運用時遇到突如其來的狀況能有較佳的應變能力。

我們希望這本書能夠成為經常規律與自閉症孩童相處的父母、親人、老師及臨床工作者的實用指引手冊，並且在過程中知道自己所使用的技巧背後都有實徵研究的大力支持。而即使你並不是與自閉症孩童有直接接觸的人，像是立法委員、校長、特殊教育行政人員、律師等等，或是其他與自閉症這個領域有任何相關的專業人員，我們都期望你能夠嘗試來瞭解這種具有實用性與科學性的核心反應訓練的重要性。

前言

核心反應訓練（Pivotal Response Treatment, PRT）是少數具有實徵證據基礎的自閉症治療取向之一。此治療取向的有效性透過許多研究驗證，而這些研究都符合專業機構和組織，如美國心理學會（American Psychological Association），所設定的研究標準。這一點很重要，因為協助自閉症兒童和家庭，是一場與時間的賽跑。家長無法承受如同反覆走進死胡同般的治療方法，這些治療方法常常聽起來不錯，但其對於自閉症兒童治療的有效性卻缺乏證據支持。每一天都有更多的孩子被診斷患有自閉症，他們有許多地方需要接受指導和介入。而早期療育是有效的，部分原因是介入時間點在自閉症幼兒不良習慣出現之前（一旦習慣形成，就很難改變）。另一部分原因則是沒有接受治療的自閉症兒童往往變得更糟，而接受療育的則會變得更好。雖然治療的介入永遠不嫌太晚，但家長、老師和治療師若能越早瞭解自閉症孩童生存與發展所需的能力並及時協助，那麼將能有效改善孩子早期出現的各項溝通與社交障礙。

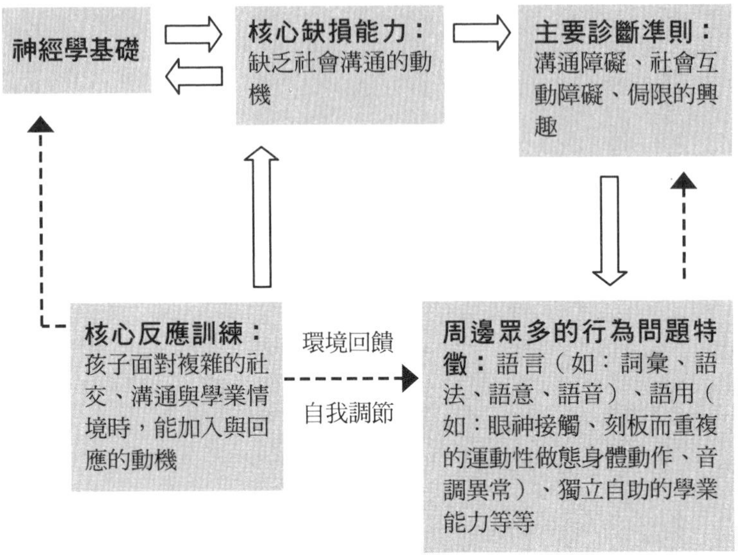

圖 1　核心反應訓練模式

核心反應訓練聚焦在自閉症兒童所需的關鍵核心能力上。從功能的觀點來看，主要核心能力就是孩子參與社會溝通的動機，這會影響其他能力的發展。核心能力背後有著神經學基礎，許多行為問題或發展困難皆與動機不足有關。圖1將指出與核心反應訓練相關變項間的相互關係。

核心反應訓練發展多年，目前已有上百篇研究支持訓練的有效性。其發展基礎為行為介入技術，以及已經被大量研究支持對自閉症有療效的應用行為分析（applied behavior analysis, ABA）。

一般來說，若要證明任何一項行為介入法具有效性，都需要有多位獨立研究者採用隨機對照組實驗設計（randomized, controlled experimental design）或是嚴謹的單一樣本實驗設計（single-case experimental design），或是二者兼具的研究法去進行療效的研究（見Chambless & Ollendick, 2001，該篇文章描述了這些研究方法的相關標準）。簡言之，此治療法不僅在我們自己的臨床研究中被證實有效，同時其他臨床研究者透過不同的實驗設計也得到相同的正向結果。亦即，核心反應訓練是確實有效的臨床介入技術。

另一個須提及的重點是，核心反應訓練不單單是「整合治療技術（package）」被證實顯著有效，且其中每一個治療訓練技巧都經過個別的探討，並發現其對於介入效果是有價值的（見R.L. Koegel, Koegel, & Camarata, 2010; R.L. Koegel, Koegel, Vernon, & Brookman-Frazee, 2010; National Autism Center, 2009; National Research Council, 2001; Odom, Boyd, Hall, & Hume, 2010a, 2010b; Simpson, 2005）。如同我們一再重複提及的，現今坊間有許多自閉症整合治療技術，且有一些是我們都聽過的，但這些整合治療技術中的每一個單一技巧尚未被逐一證實其有效性；因此使用這些技術可能是浪費寶貴的教學時間，對孩子是沒有幫助的。

此外，因為核心反應訓練是一種有科學根據的治療法，因此也不斷有新的演進，有更多逐步被發現的新治療元素融入其中。能有這樣的進展，對於一個治療法而言是極其重要的，因為自閉症的治療尚未出現最完美的答案，而且對於怎麼幫助自閉症孩童，總是有更多的進步空間。奠基於這樣的概念，當有新的教導方法或更有效的方法被發現，孩子會有更快速的進步，並且在過程中感到開心，治療的方式將隨著孩子的回應而持續有所改變。舉例來說，在核心反應訓練被發展出來且不斷精進的這許多年來，其實也曾有過不同的名稱。當最初被運用在語言溝通能力的治療時（特別是強調如何教導孩子說出第一個字句），就被稱為「自然語言典範（Natural Language Paradigm）」，或是英文縮寫為ＮＬＰ。而之所以會使用這個名字，乃是因為誘發孩子表達動機被納入溝通教學的元素之中，而這樣的誘發歷程就彷彿是在自然情境中與孩子互動，而不是採用當時普遍使用的結構化且需反覆練習的治療介入模式。

接續的研究則發現，這種治療訓練方法竟然不僅對於語言溝通有效，對於許多其他層面亦有幫助；因此這種治療訓練方法才開始被稱為「核心反應訓練」，因為這個名稱可以反映出採用該訓練法將影響自閉症孩童數以千計的行為表現。後續的表格將列出證實核心反應整合治療技術有效的相關研究證據。

底下有四個主要理由可以說明為何根據實徵研究結果選擇治療法是重要的。

1. 實徵研究可以將真正有效的治療法與一些看似夢幻、僅有虛名且不太有療效的治療方法作出區隔。要記得別被一些不切實際又宣稱具有最新、最棒的自閉症治療法給欺騙了。這是不太可能的。因為非根基於科學的治療方法透過一些名人演講或文章來宣傳其戲劇化的療效，乍看也許是不錯的，因此被如此具有說服力的銷售技巧給欺騙是很容易的，也更提醒了我們應當更小心。

2. 愈來愈多的治療認證機構以及一些證照核發單位開始要求治療師使用的治療訓練方法要有科學證據支持，因此也使得愈來愈多採用非科學根據的治療者容易引官司上身。千萬別讓自己陷入這樣的景況，因為在法律上你是站不住腳的。

3. 保險公司與第三方贊助單位（third-party funding agencies）現在也開始拒絕支付一些沒有科學證據支持其治療有效性的補助款。這可能聽起來很現實，但若是要他人來支付治療費用，沒有公司會想要針對沒有療效的治療法給予補助的。

4. 當治療法沒有經過適當的驗證時，可能發生一些嚴重的問題，除了浪費孩子寶貴的治療時間之外，未獲得驗證的治療程序通常後續被發現是較有風險與危險性的，使用後可能會帶來比自閉症症狀本身更為負向的效果。以酪蛋白飲食忌口療法（casein-free diet，主要以不攝取含酪蛋白食物的方式進行，如牛奶）為例，許多父母讓自己的孩子採用這種治療方式，但結果卻往往只發現到在多年後，孩子的骨質密度降低了，而且後續的研究也發現這樣的治療方法對於自閉症的症狀並沒任何實質的幫助。簡而言之，要記得治療程序經過驗證是很基本的，這才代表這個治療是有價值且確實有效的。千萬要小心一些像是美國西部電影中號稱「賣蛇油、治百病」的江湖術士所杜撰的一些說詞。

最後再次告訴讀者，此書呈現的是有科學根據且實用的治療訓練方法，可以運用到每天的生活情境；在運用過程中會感到容易上手，且雙方都是在開心的狀態中；最重要的是：對於自閉症孩童來說確實可以得到更實質有效的幫助，並能讓自閉症孩童的整個家庭都有所收穫與改變。核心反應訓練已經有效執行超過二十五年的歷史，且造福了數以千計的家庭。針對孩子發展的幾項重大領域中，核心反應訓練能為自閉症孩童帶來整體生活的改善。後續的章節將會詳細介紹每個核心領域，並且提供有效介入方式與預期效果的詳細說明。

表 1　核心反應訓練的相關支持研究摘要

研究者	研究題目	顯著治療效果摘述
原創研究		
R.L. Koegel, O'Dell, and Koegel (1987)	使用自然語言典範教導無口語能力的自閉症孩童（A Natural Language Paradigm for Teaching Nonverbal Autistic Children）	相較於接受傳統單一嘗試訓練（discrete trial training，或譯區別嘗試訓練），接受核心反應訓練的孩童有較多的口語模仿行為，也比較能夠主動做出口語表達。但治療效果的類化似乎只有在核心反應訓練情境下才會出現。
R.L. Koegel, Koegel, and Surratt (1992)	探討學齡前自閉症孩童的語言治療介入與干擾行為（Language Intervention and Disruptive Behavior in Preschool Children with Autism）	相較於傳統的單一嘗試訓練，在核心反應訓練介入下，孩子的語言反應增加，並且較少出現干擾行為。

研究者	研究題目	顯著治療效果摘述
L.K. Koegel, Koegel, Shoshan, and McNerney (1999)，第一階段	核心反應訓練介入計畫II：長期治療結果的資料分析初探（Pivotal Response Intervention II: Preliminary Long-Term Outcome Data）	透過回溯性資料的分析，可以發現不論治療結果是好是壞，這些孩子在治療介入之前，都有相近的語言心智年齡以及在適應行為量表上有接近的得分。但若是在治療之前有較多自發性人際行為的孩子，會有較佳的治療效果。
L.K. Koegel, Koegel, Shoshan, and McNerney (1999)，第二階段	核心反應訓練介入計畫II：長期治療結果的資料分析初探（Pivotal Response Intervention II: Preliminary Long-Term Outcome Data）	透過核心反應訓練法中嘗試開啟與人互動的訓練，孩子的適應行為增加，且語用（pragmatic）能力有所提升，相關量表得分也漸趨於他們的生理年齡應有程度。甚至這些孩子在所屬特教機構中，會被認為相關行為表現已變成未達到自閉症之診斷標準。社會行為與學業表現等也跟一般正常發展孩童相近。

L.K. Koegel, Carter, and Koegel (2003)	教導自閉症孩童核心反應中主動與人互動的能力（Teaching Children with Autism Self-Initiations as a Pivotal Response）	透過核心反應訓練的介入，孩子在治療過程中能成功被教導說出「剛剛怎麼了？（What happened?）」「現在怎麼了？（What's happening?）」孩子也能將區辨英文中現在進行式（-ing）與過去式（-ed）的能力運用到其他場合中，且說話長度增加以及動詞的形式較多樣化。
R.L. Koegel, Shirotova, and Koegel (2009b)	短篇報告：使用孩子感興趣的個別化引導線索來促進自閉症孩童中較少反應者進行第一個字的表達（Brief Report: Using Individualized Orienting Cues to Facilitate First-Word Acquisition in Non-responders with Autism）	當孩子接受核心反應訓練時，若配合能引發孩子注意的個別化引導線索，其在語言溝通上有較多正確的反應，以及發音時有較正確的音素（phonemes，聲音的最小單位），且較能表達出單獨的字詞。但若進行核心反應訓練時沒有納入引發孩子注意的線索時，孩子後續就無法出現上述的表現。

研究者	研究題目	顯著治療效果摘述
R.L. Koegel, Vernon, and Koegel (2009)	於社交互動中融入適當增強物來促進自閉症幼童的社交互動能力（Improving Social Initiations in Young Children with Autism Using Reinforcers with Embedded Social Interactions）	當核心反應訓練融入社交互動中，將可發現孩子於溝通過程出現較高層次的人際主動行為，及非語言雙向互動改善，並提升整體正向情緒。但若未將核心反應訓練融入社交互動中，則無此效果。
透過實驗室共同合作以驗證核心反應訓練法有效性的原創獨立研究		
Schreibman, Kaneko, and Koegel (1991)	自閉症孩童家長的正向情緒反應：兩種教學技巧的比較（Positive Affect of Parents of Autistic Children: A Comparison Across Two Teaching Techniques）	相較於單一嘗試訓練，若家長接受核心反應訓練後，可觀察到有較顯著的正向情緒感受。
R.L. Koegel, Bimbela, and Schreibman (1996)	以家庭互動為主的親職訓練所帶來之衍生效果（Collateral Effects of Parent Training on Family Interactions）	單一嘗試訓練並無法為家庭互動帶來明顯的影響，然而核心反應訓練則可帶來正向的親子互動關係，並反映在晚餐時間的互動上，包括有較正向的開心、興趣、壓力、溝通型態之得分。

R.L. Koegel, Camarata, Koegel, Ben-Tall, and Smith (1998)	增加自閉症孩童的語言理解能力（Increasing Speech Intelligibility in Children with Autism）	透過核心反應訓練，孩子在語言上有更為顯著的正確發音與理解能力。
L.K. Koegel, Camarata, Valdez-Menchaca, and Koegel (1998)	自閉症孩童的問題詢問能力之類化訓練（Setting Generalization of Question-Asking by Children with Autism）	孩子在接受核心反應訓練後，在治療情境與其他情境中皆可持續出現「那是什麼？」的問句，且因為透過詢問，孩子學得的詞彙量也增加了。
Bryson et al. (2007)	核心反應訓練於一般社區進行大規模施作的相關研究：計畫說明與初步資料分析（Large Scale Dissemination and Community Implementation of Pivotal Response Treatment: Program Description and Preliminary Data）	初步資料顯示，這些參與大規模社區研究的核心反應訓練治療師能夠在不同時間點皆維持一致的訓練原則與技巧，並且讓接受訓練的孩童出現更多具有功能性的口語表達。

研究者	研究題目	顯著治療效果摘述
Nefdt, Koegel, Singer, and Gerber (2010)	透過自我學習的策略，提供自閉症孩童家長對於核心反應訓練的初步演練（The Use of a Self-Directed Learning Program to Provide Introductory Training in Pivotal Response Treatment to Parents of Children with Autism）	參與此核心反應自我學習訓練計畫（透過DVD與其他相關訓練素材）的家長，大多數有完成該學習訓練計畫，證明這樣的訓練程序是可行的，此外也觀察到這些家長在親子互動過程中，變得更有自信。
驗證核心反應訓練法有效性的獨立研究		
Laski, Charlop-Christy, and Schreibman (1988)	教導父母運用自然語言典範訓練法增進自閉症孩童的語言能力（Training Parents to Use the Natural Language Paradigm to Increase Their Autistic Children's Speech）	當父母在家中以及診所內接受核心反應訓練的學習課程後，後續針對父母的評估結果，可發現父母有較多邀請孩子做出口語表達的行為，而且孩子不論在治療室或其他場合也確實有較多的口語表達。

Pierce and Schreibman (1995)	透過同儕參與的核心反應訓練模式來增進自閉症孩童的複雜遊戲能力（Increasing Complex Play in Children with Autism via Peer-Implemented Pivotal Response Training）	透過同儕參與的核心反應訓練模式，孩子與他人互動的時間長度增加，並且不論是在玩遊戲或溝通上，都有較高的主動性。此外孩子在接受治療後，也展現出較多的主動式或被動式相互協調注意力行為表現。
Thorp, Stahmer, and Schreibman (1995)	社會戲劇遊戲訓練用在自閉症孩童身上的效果討論（Effects of Sociodramatic Play Training on Children with Autism）	在社會戲劇遊戲中融入核心反應訓練的概念後，孩子們的遊戲行為明顯增加，而這樣的遊戲行為也在其他場合中持續出現。
Stahmer (1995)	使用核心反應訓練教導自閉症孩童象徵性遊戲之研究（Teaching Symbolic Play to Children with Autism Using Pivotal Response Training，譯註：象徵性遊戲指的是兒童透過各種象徵物件或舉止動作達到模仿的目的，從中獲得快樂，扮家家酒即為典型的象徵遊戲）	以象徵性遊戲作為學習目標的修正型核心反應訓練增加了孩子象徵性遊戲出現的頻率以及遊戲的複雜程度。而這樣的效果可有效擴散到孩子對於不同玩具、場合與玩伴的互動之中。

研究者	研究題目	顯著治療效果摘述
Pierce and Schreibman (1997)	教導自閉症孩童之同儕運用核心反應訓練的相關研究：自閉症孩童面對接受訓練與無接受訓練之同儕的行為表現（Multiple Peer Use of Pivotal Response Training Social Behaviors of Classmates with Autism: Results from Trained and Untrained Peers）	透過同儕參與的核心反應訓練，可以成功讓孩子有較多正向的社交行為，而且這些行為在面對沒有接受訓練的同儕時也有類似的效果。
Sherer and Schreibman (2005)	探討可預測自閉症孩童治療有效性的行為特質與相關因子（Individual Behavioral Profiles and Predictors of Treatment Effectiveness for Children with Autism）	若孩子的行為特質被認為對於核心反應訓練較具良好反應的話，在實際進行核心反應訓練後，確實在語言、遊戲能力與社交行為表現上都會有所進展。

Baker-Ericzén, Stahmer, and Burns (2007)	探討孩童基本人口學變項與以社區樣本為核心反應訓練對象的成果之間的關聯性（Child Demographics Associated with Outcomes in a Community-Based Pivotal Response Training Program）	在進行了12週由父母執行、專家監督的核心反應訓練後，不論孩子與大人的性別、年齡、人種／種族，所有的孩子在適應行為量表的得分皆有顯著進步。
Vismara and Lyons (2007)	使用自閉症幼童持續感興趣的物品以引發其相互協調注意力行為的相關研究：透過理論與臨床應用來解讀動機的重要性（Using Perseverative Interests to Elicit Joint Attention Behaviors in Young Children with Autism: Theoretical and Clinical Implications for Understanding Motivation）	在核心反應訓練模式下，持續使用孩子感興趣的物品，將可以有效增加孩子更具主動性的相互協調注意力行為。
Gillett and LeBlanc (2007)	透過父母的參與促進自然語言典範對自閉症孩童語言及遊戲的表現（Parent-Implemented Natural Language Paradigm to Increase Language and Play in Children with Autism）	父母參與核心反應訓練可有效提升孩子口語表達的整體比例與主動性，而且孩子也可以有更適切的遊戲能力。此外父母也認為核心反應訓練是容易執行的，並且願意持續使用。

研究者	研究題目	顯著治療效果摘述
Harper, Symon, and Frea (2008)	下課時間就是練習的好時機：透過同儕來促進自閉症孩童的社交技巧（Recess Is Time-In: Using Peers to Improve Social Skills of Children with Autism）	當同儕在與自閉症孩童互動時能夠使用核心反應訓練的技巧，自閉症孩童會有較多主動與人互動的行為以及願意輪流玩耍的動機。

PART 1

核心反應訓練中核心代表的意義

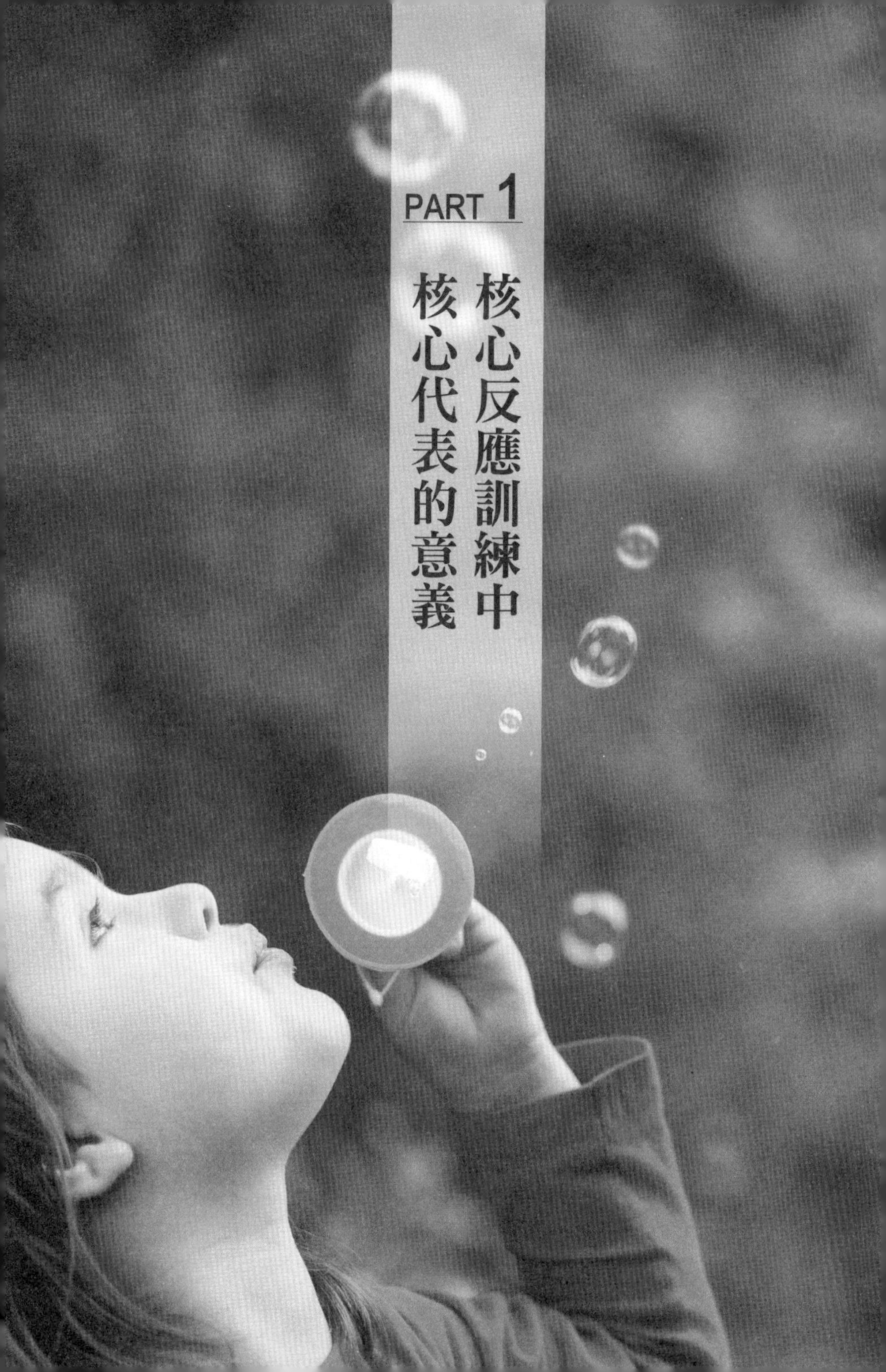

1 核心反應訓練的重要概念

納森是一位4歲的小男孩，他在3歲左右被診斷有自閉症。在得知診斷後，他的父母花了大約四個月的時間規劃與尋找，最後決定讓納森接受一個以應用行為分析（applied behavior analysis, ABA）治療模式為主，且聲譽良好的機構所安排的居家治療。起先，應用行為分析治療師的治療目標是教導納森如何好好坐在椅子上並維持一段時間，因為納森從來沒有在椅子上好好坐著超過10或20秒，甚至在吃飯時也是如此，因此教會納森這件事情對他的父母來說很重要。但在治療的一開始，只要治療師一踏入他們家中，納森就會大哭；而且更嚴重的是，只要納森聽到治療師的車子靠近他們家車道的聲音，就會開始哭泣，甚至會在窗戶邊瘋狂的跑來跑去，顯得沮喪難過，並且哭個不停。大約在四個月後，納森雖然臉上還是呈現不開心的樣子，但似乎也開始接受治療師每天都會過來的事實。而當納森學會了在椅子上坐好之後，治療師開始進行模仿的教學，方式大略是當治療師做了某個簡單的手部動作後，會緊接著跟孩子說「做這個」，來讓納森模仿非語言的動作，而在穩定後則逐步進入到口語的模仿。在接受了一年多的治療後，納森有了緩慢但穩定的進步，他可以一天坐著接受最多六小時的治療（這中間大約每半小時會有短暫的休息），並且可以模仿許多肢體動作以及說大約30個詞彙。納森的父母對於納森不再有那麼多混亂行為感到開心，也十分感恩治療師的協助。有然而，他們還是很擔心納森的進步緩慢，以及在治療中有明顯不愉快的情緒。有鑑於上述原因，他們聯絡了位於聖塔芭芭拉加州大學的柯格爾自閉症研究暨治療中心（Koegel Autism Center at the University of California, Santa Barbara），尋求更多的協助。

為了瞭解納森治療時遇到的問題，我們做了以下的思考。一個孩子要被診斷為自閉症，必須在語言溝通、人際社交與各樣的特殊興趣等領域上出現品質上的缺損，這也使得這些孩子需要許多的治療介入。此外一個孩子若無法順利與他人溝通，必然會感到挫折，甚至出現攻擊他人或傷害自己的行為。另外若在人際社交上有障礙，這個孩子可能就不會去注意同儕，或是同儕也無法與他互動，但這卻是融入環境的重要因子。所以小心謹慎地觀察孩子這些症狀如何表現是很重要的，而且愈早開始愈好。以下我們提供一個表格：治療介入前問題行為基準表現與相關反應評估表，可作為在正式治療介入前，評估孩子各項症狀的行為基準點。

表 2　評估工具：治療介入前問題行為基準表現與相關反應評估表

行為向度	確認是否有困難與嚴重程度	孩子的行為表現為何	問題行為數量的測量	何時／何地問題行為消失／出現
1. 溝通				
非語言溝通能力 能出現具有表達意圖的口語（類似於正確的發音） 能發出適當的聲音	☐ ☐			

行為向度	確認是否有困難與嚴重程度	孩子的行為表現為何	問題行為數量的測量	何時／何地問題行為消失／出現
字詞表達能力				
字詞組合表達能力 兩個字組合 三個字或以上的組合 對話	□ □ □			
2. 人際社交				
喜歡自己一個人玩				
以重複的方式玩玩具				
以適當的方式玩玩具				
和同儕一起玩				
玩想像性的遊戲				

3. 興趣				
侷限的興趣				
無法被改變				
重複的行為 沒有使用物品 有使用物品	☐ ☐			
4. 干擾行為				
哭泣				
發脾氣				
自我傷害				
攻擊				
破壞物品				

現在讓我們再來瞭解一下過往自閉症孩童接受治療的歷史。在不久之前，當孩子被診斷為自閉症後，會被認為是無法接受教育的，甚至到了青少年時期大多只能待在療養機構內生活。在一九六〇年代以前，雖然有些治療自閉症的方法，但沒有一項是經過科學驗證的。而從一九六〇年代起，開始有研究者尋找科學的方法來幫助這些孩子。但在初期主要的焦點都放在孩子是否正確完成被要求的行為，所以雖然這些孩子表現出適切正確的行為時，會得到稱讚以及實質物品的鼓勵（通常是小零食），但整體來說，許多孩子不幸接受到的是嚴格的對待，甚至有時是種痛苦的歷程。雖然這樣的方法有成效，並讓這些孩子的問題有所改善，但進步的速度非常緩慢，且這些孩子在治療過程中其實是很少樂在其中，甚至許多孩子是想逃離治療的，他們可能會用哭泣、尖叫、亂踢，或是亂咬等等行為來表達內在的真實感受。此外這樣的治療模式不論對於治療者或孩子來說，都是一個耗費過多時間、無趣乏味，且很費力的過程；也就是說，這整個治療過程很冗長，而且有許許多多延伸出來的問題行為需要處理。

從前面簡述對自閉症孩童的認識，可以知道治療有其必要性。而我們也知道，人際溝通與社交對自閉症孩童來說是非常困難的，因為許多正常發展的孩子會做的事情，自閉症孩童卻沒辦法做到，像是主動接近你、問你問題，或是運用一些小動作（不論多小或不明顯）來設法引起大人的注意等等。但相反地，自閉症孩童可能會因為自己玩而感到滿足，或是寧可冒著危險拿下櫃子上的物品而不願嘗試尋求他人的協助。也因為上述的狀況，我們知道在進行自閉症孩童治療的初期，因為這些孩子是較難教導，且缺乏社交動機，因此研究者需要嘗試找出些方法來吸引孩子的注意，並且期望孩子能出現更多的反應。最初的方法，就是透過一種每項步驟及結構都很清楚但卻不自然的介入方式。

其中在一九六〇年代初期，有些研究者發展出非常結構化的一對一介入教學模式。雖然這些新的方法比起早期一些沒有理論證據支持的方法來得有效，但接受這些治療的孩子進步仍舊很緩慢。我們先來介紹一下當時的介入治療模式，這個介入教學模式會在一些可能會引發孩子分心的環境中進行，然後最早的教導目標就是吸引孩子的注意。通常會讓孩子坐在一張小椅子上，面對著治療師，然後治療師會對著孩子說「看我」，而當孩子確實看過去後，治療師會馬上接著說「很好喔」，或是給予其他正向的回應，並給孩子一些小點心，像是M&M巧克力、洋芋片、花生或是其他好吃的小零嘴。而當孩子開始能夠看向治療師或注意治療師之後，治療師就會開始進行後續治療行為的介入，大部分是希望孩子開始練習模仿。例如治療師把手舉高到頭上，並同時對孩子說「做這個」，若孩子確實有模仿，治療師會輕拍孩子的肚子，並且給予孩子口頭稱讚以及小點心作為肯定。但若孩子沒有反應，治療師可能會請一個大人坐在孩子的後面，並且給予肢體上的提示，好讓孩子嘗試模仿。漸漸地，這些提示與協助將會慢慢減少，直到孩子可以靠自己模仿治療師，而這種方式能讓孩子學到各種不同的行為。

當孩子開始可以模仿許多肢體動作後，治療師會開始將重點放在溝通上，嘗試讓孩子先學習模仿一些發音，像是「嗯」的音，而且就像肢體動作的模仿一般，若孩子有反應，治療師會給予口頭稱讚或是一些小點心；但若孩子沒有反應，治療師會給予肢體上的輔助提示，像是用手將孩子的嘴唇貼緊。當孩子可以穩定的重複發出這個聲音後，治療師會開始加入其他的發音練習，例如「啊」的音。在這個階段，治療師會將重點放在孩子能夠區辨「嗯」與「啊」兩種聲音的不同，所以當孩子分別學會兩種聲音後，治療師還會來回反覆使用這兩種聲音，直到孩子真的能夠完全辨別其中差異為止。接下來，治療師會開始嘗試將這兩種聲音放在一起練習發音，也就是讓孩子說完「嗯」後緊接著說「啊」，並且重複練習，在這之間持續給予孩子發音的提示，讓他們可以漸漸縮短發出這兩個音的時間，直到孩子學會發出「媽」這個音。再來，治療師會讓孩子練習連續發出「媽」這個音兩次。**最終**，孩子總算學會說出我們熟知的「媽媽」，但無奈地，即使孩子會說出這個字，但他並不知道這個字代表什麼意思。

所以，我們可以想像到，光是要教會上面提到的一些基礎能力就需要耗費長時間與體力。而由此也可以感受到使用早期的這些教學方法，會讓孩子的進步非常緩慢。但我們仍然要記得，這些方法是在過去數十年，當自閉症孩童被認為無法教育與學習的時代所思考出來的方法，因此雖然這些步驟是很痛苦和費力，但還是證明了這些孩子不應該被放棄，而且是可以學習的。所以後續的研究者也希望能找出早期方法的錯誤之處並加以改進。

我們的研究團隊針對此問題不斷的腦力激盪，思考教導每個行為究竟要耗費多少時間，同時也回頭想，一般發展正常的孩子，他們到底是怎麼突然就學會這些行為，而不需要逐一拆解教導。其中團隊中的主要負責人提出，有自閉症診斷的孩子，通常缺乏學習的動機。而這個議題也引發了諸多研究加以討論。而如圖2所示，可以看到我們研究團隊發展核心反應訓練（pivotal response treatment, PRT）的演變歷程，就是從結構化的單一嘗試訓練（discrete trial training），一直到瞭解缺乏溝通的動機是造成孩子諸多適應困難的核心問題，並且造成許多不必要的副作用。但有一些重要卻令人氣餒的問題，就是「你要怎麼引起自閉症孩童的動機呢？」「你要怎麼讓自閉症孩童**想要**去學習呢？」而在研究核心反應訓練的最初階段，我們對於這些問題確實還沒有明確的答案，甚至也還在思考著究竟該怎麼定義「動機」。

因此我們開始思索著在和這群孩子互動的過程中，要怎麼找到啟動孩子動機的關鍵，或究竟是什麼可以激起孩子的興趣。我們跟納森的爸媽關心相同的問題：即使孩子真的有進步，但若是他無法在過程中感到開心，這中間一定有什麼地方出差錯了。

對於這個問題的解答我們其實也是逐漸緩慢獲得的。我們從各種不同角度思索，像是「我們在和孩子互動時，應該怎麼表達比較好？」「我們都是用什麼物品在和孩子互動？」「我們都是怎麼給孩子獎勵的？」等等。而在思考的過程中，我們似乎找到了一些方法來讓孩子學得更快，並且不需使用先前提到教導納森的方式進行教學，也就是不用真的把每個行為都進行拆解，並逐一教學，另外也不需要每次進行教學都要求孩子乖乖坐上很久的時間。經過上述的思考歷程後，我們將重心轉移到定義何謂自閉症孩童的核心行為問題，進而透過核心訓練來為所有的行為提供有效的幫助。我們需要透過這樣的方式加速孩子的改變，甚至是改善他的症狀。因為若仍舊按照先前一次訓練一個行為的模式，要快速地改變是不可能的，反而只會花上更久的時間。

1960 年代	開始出現單一嘗試訓練的教學模式（Hewett, 1965; Lovaas, Berberich, Perloff, & Schaeffer, 1966; Sloane & MacAulay, 1968; Wolf, Risley, & Mees, 1964）
1973	仍然無法找到核心的行為問題（Lovaas, Koegel, Simmons, & Long, 1973）
1979	開始發現動機是孩子學習的核心問題（R.L. Koegel & Egel, 1979）
1980 年代	開始研究核心反應訓練中的重要治療元素（Dunlap, 1984; Dunlap & Koegel, 1980; R.L. Koegel, Dyer, & Bell, 1987; R.L. Koegel & Koegel, 2006; R.L. Koegel, Koegel, & Surratt, 1992; R.L. Koegel, O'Dell, & Dunlap, 1988; R.L. Koegel, O'Dell, & Koegel, 1987; R.L. Koegel & Williams, 1980; Williams, Koegel, & Egel, 1981）
1985	更加重視動機是學習的重要元素（R.L. Koegel & Mentis, 1985）
1987	正式開始進行核心反應訓練（最初稱為自然語言典範）（R.L. Koegel, O'Dell, & Koegel, 1987）
1988	首次出現探討核心反應訓練中有效治療核心領域的正式研究（R.L. Koegel & Koegel, 1988）

圖 2　核心反應訓練的發展歷程

所以這也是為何我們會開始思考如何尋找問題行為的核心，而且我們相信一定還需要有更好的治療方法來幫助這些孩子。另外要記得一件很重要的事情，那就是要將科學的發展推廣到現實生活會是一個緩慢的歷程。過去的研究者發現，這樣的歷程可能會花上二十年的時間（你沒看錯，是二十年），才能讓研究發現的成果運用到每天的生活當中。這也是為什麼讓自閉症孩童的家長（如同納森的家長）能夠持續接收新的研究知識是重要的，而且也要確保這些孩子本身能夠接受到最新的介入治療模式。

應用行為分析與核心反應訓練背後的理論基礎

在一九六〇年代之前，自閉症孩童的「治療」對大多數人來說都是件傷心的事情，因為這些治療的理論基礎都是奠基在已經過時的父母教養因果論（parental-causation theory）。這些自閉症孩童的家長經常被告知，最好的治療方式就是將孩子安置到特定機構內，而父母本身要去接受治療，以改善自身的教養缺點。甚至某些決定把孩子留在家中的家長，等到這些孩子進入青春期或是成人前期時，最終還是得把他們安置到機構中，因為沒有好的行為介入處理，這些孩子混亂的行為最後也會超出父母可以處理的程度。但幸運地，現在有越來越多系統化的自閉症孩童治療法已經發展出來，可以減少問題行為、增加孩子的溝通能力，並且幫助孩子學會如何與人相處，以及拓展他們的興趣。然而這些治療法大多著重在讓孩子逐步學習某些特定的單一行為。雖然這樣的策略並沒有錯，不過真的耗費太多的時間與經濟成本，但進展速度卻很緩慢。而縱使在金錢上沒有問題，時間絕對會是另外一個重要的議題，因為沒有父母會希望自己的孩子進步緩慢。基於這個理由，我們持續尋找能夠讓孩子有快速且廣泛進展的核心行為領域（pivotal area）。所謂核心行為領域，指的就是某些特定行為，當學會這些行為後，能夠引發其他與自閉症症狀有關的行為同步有所進展或改善。簡單的說，自閉症孩童有太多行為需要介入處理了，而若我們的目標是希望改善所有的行為症狀，一次處理一個行為將會耗費太多時間。因此若是核心行為能夠被有效確認出來並加以介入處理，那麼就可能達到同步廣泛地改善其他問題行為或症狀。

這個目標最早由柯格爾博士的老師羅法斯（Ivar Lovaas）提出（Lovaas, Berberich, Perloff, & Schaeffer, 1966; Lovaas, Schaeffer, & Simmons, 1965），羅法斯的專長是在於教導自閉症孩童的模仿學習與人際行為處理。他認為如果自閉症孩童的模仿與人際能力能夠獲得改善，這將會讓他們逐步跟上一般孩童的發展機制。這是一個很好的想法，而這個想法背後的概念就是：如果自閉症孩童能夠學會與其他孩子互動，並且模仿他們，那麼這些自閉症孩童將可以從生活中獲得快速且廣泛地進步。但這樣的想法同時有個最大的問題，那就是究竟要如何教導孩童這些基本的模仿與人際能力呢？其實要教會自閉症孩童模仿並不容易，且即使成功教會他們模仿某個行為，但要他們再繼續模仿其他行為，或是主動模仿其他人的動作，卻很少真的接續發生。最後，羅法斯在研究中有了一些突破性的想法，開始讓自閉症孩童可以更為廣泛地發展他們的模仿能力，並且變得更具社交性。然而這樣的進展對於某些並未受到治療的行為問題領域來說，仍舊無法得到同步改變的幫助（Lovaas et al., 1965; Lovaas et al., 1966）。因此，或許模仿與人際能力並非自閉症孩童的問題核心領域。因此羅法斯以及我們的研究團隊持續地研究思考，究竟什麼才是自閉症孩童的問題核心領域，但效果不彰。甚至到了一九七〇年代，羅法斯、柯格爾、賽門斯與朗（Lovaas, Koegel, Simmons, & Long, 1973）認為要找出這些問題核心領域是不可能的事情。

也因為這樣的想法，當時的治療取向就又較著重在個別行為的學習，但要學會每個行為依舊需要花上許多次嘗試才能有所進展。而這仍舊有費時費力的問題，所謂的費時，是真的需要一週花上好幾個小時，每個行為都要教上好多次才可能學會。這樣的教學方式也逐漸成形，被稱做密集性的單一嘗試教學模式（intensive discrete trial model）。在這個教學模式中，治療師給予孩子一個提示（prompt），接著等待孩子的行為回應，然後針對孩子的行為再給予一個回應（這也被稱呼為A-B-C程序，因為是前因、行為、結果的順序訓練歷程）。確實這樣的介入模式是成功的，也讓許多個別行為有大幅度進展，特別是針對自閉症孩童的各項行為問題（Lovaas, 1987）。但是其實整個訓練歷程對治療師與孩子來說都很費力。通常孩子到最後會為了逃避重複的訓練而出現許多較混亂的反抗行為，反而衍生出新的問題。為了處理這些混亂的行為，治療師必須要有些回應，這也讓研究者開始思考處罰可能帶來的幫助。但這最終造成了一個惡性循環：整個治療不但吃力且讓人感到不愉快，接著孩子開始有愈來愈多的混亂行為表現，最後孩子就被處罰了。而當早療的觀念愈來愈受到重視，這種吃力、密集且依賴處罰的治療方式，反而造成了更多損失，許多人也擔心過程中的種種壓力反而會讓孩子本身與其家庭更加辛苦。

因此在一九七〇年代晚期到八〇年代，我們在聖塔芭芭拉加州大學（UCSB）的團隊再度思考自閉症孩子的行為問題核心是什麼。這一次更大的突破出現了，因為相較於過往單一嘗試訓練模式來說，我們發現的核心領域真的可以讓孩子產生大幅度的進步，且對於孩子、父母、治療師來說也較不用耗費過多的心力。這產生了很大的改變，因為孩子可以學得更快，家庭成員更容易學習相關教學技巧，而且這比專注在特定行為的訓練更簡單；因此許多臨床工作者開始嘗試這樣的教學模式。簡單來說，核心反應訓練的推廣讓每個孩子都有許多的改變。另外開始有大量的研究指出，對於自閉症孩童來說，找出明確的核心領域是治療中相當重要的一環。在這些研究中，不論是我們本身的研究團隊或是其他團隊的諸多研究結果，皆證實了在確認孩子核心問題領域後，將可提升治療的效果，我們可以從三個方面來看：

第一，當核心行為有所改變，即可有效改善孩子其他許多行為，例如像是課業表現、遊戲能力、社交能力、語言吸收、溝通、對事情的投入程度、說出第一個字詞的能力、功課的完成程度、數學能力、閱讀能力等等項目。第二，研究也指出有些不同於以往的核心領域開始受到注意，而這些不同的核心領域介入模式組合，例如誘發動機整合治療模式（motivational package）、主動人際互動整合治療模式（self-initiations package），也都大幅度地讓孩子產生有效且長期的進步。第三，當我們將核心反應治療法的概念運用在孩子日常生活中的不同領域（像是學校、家裡、社區等等）以及不同的活動之中，研究者也驗證了這樣全面性的介入是有其療效存在的。簡而言之，這些研究結果證明了核心反應訓練是更加有效率、有效果的，而且相較於過往的介入方法，這種治療訓練方法對於自閉症孩童與其家屬來說，都更有實質幫助，因為它的療效使得更多不同的行為皆有所改善，並且可以應用在不同情境當中。這也是為什麼我們團隊會那麼努力尋找出孩子問題行為中的核心領域。

表 3　核心反應訓練可以改變的相關領域

改變了核心領域可以同步改變哪些行為領域？	
課業	對事情的投入
遊戲能力	說出第一個字詞的能力
社交行為	功課的完成度
語言能力	數學能力
溝通	閱讀能力

◆動機

我們最先發現的核心領域就是孩子的動機。最早在我們團隊中一個針對孩子能否做出穩定正確行為反應的比較性研究中發現，動機可能是其中一個核心領域（R.L. Koegel & Egel, 1979; R.L. Koegel & Mentis, 1985）。我們發現，當孩子能夠持續一段時間都穩定獲得成就感時，他們相對地也比較有動機願意繼續學習。這樣的發現讓我們開始研究並發展出一套強而有力的誘發動機整合治療模式，也就是後來被稱為核心反應訓練中的重要一環。最早在一九八七年進行相關研究（R.L. Koegel, O'Dell, & Koegel, 1987），在實驗中我們發現，當特定的誘發動機方式（例如讓孩子選擇想要練習的內容，或是使用平時環境中會用到的增強物）被融入治療的過程中，單一嘗試訓練的療效將可獲得戲劇化的增強。此外在這個研究中，我們並不認為單一嘗試訓練有什麼錯誤的地方，事實上我們仍使用這個治療策略，而且發現在訓練過程中只要做出一點調整，其實可以獲得很大的不同與改變。因為過往的單一嘗試訓練並不會特別強調要增強調整孩子的動機，這也導致在治療上許多的問題，像是我們在與許多接受多年單一嘗試訓練的孩童互動時，發現他們仍無法學會如何與他人對話。

在上述的研究中，治療焦點是集中在教導一些使用傳統治療法但效果不彰的無口語自閉症孩童身上，治療目標是希望他們能學會說第一個字。但不幸地，那時使用傳統單一嘗試訓練的治療效果確實不佳，幾乎一半接受訓練的孩子仍舊無法學會使用一致且具功能性的對話方式。我們之所以選擇口語溝通作為治療的重點，是因為口語溝通一直以來被視為難以教導，且需要經歷成千上萬次困難與冗長的治療嘗試，才可能教會孩子說出第一個字（參見 Lovaas, 1977）。雖然有些孩子真的可以透過這種方式學習，但為了要能進行數以萬計的嘗試，就必須在孩子日常生活中演練，這真的太過耗費時間了。更不適當的是這些訓練過程中的行為形塑技巧，往往都不太簡單，且需要專業、技巧良好的治療師（見 Lovaas, 1977; Lovaas et al., 1973）。所以很少人能夠很成功地執行這個治療方法，甚至有些較成功的治療者也覺得雖付出許多努力，獲得的進展相對來說卻很有限（R.L. Koegel & Traphagen, 1982）。這也是為什麼我們花了那麼多心力來找出更有效率與成功率的治療訓練方式。

在一般活動的場合中，納入孩子的興趣以及增加父母的參與度，將使孩子的反應與投入程度明顯增加。

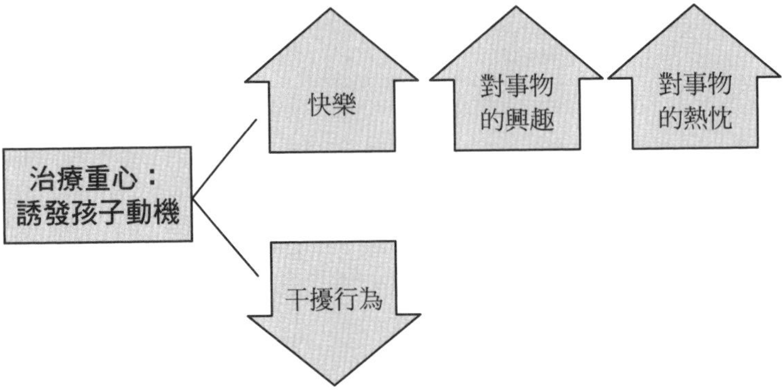

圖 3　當治療訓練重心放在誘發孩子動機時可帶來的改變

透過不斷的調整，在納入誘發孩子動機的策略下，我們團隊有了超越原先想像的研究成果（R.L. Koegel et al., 1987），許多大約4、5或6歲仍然沒有口語能力的孩子，開始學會了如何表達。他們可以學習許多的句子，而且速度是快的。所以可以這麼說，若與過往缺乏動機的傳統單一嘗試訓練模式相比，具有動機要素的治療方式確實使得自閉症孩童有大幅度的進展。透過這樣的治療，這些孩子吸收語言的速度增快，甚至有時在治療介入的第一天就可以學習較複雜的語句。而且他們不單是口語表達的溝通能力增加，甚至還能自發地出現整合的句子；此外，他們也可以將所學得的語句運用到不同的情境中。這些進展是以前怎麼也想不到的。

在這個治療模式中最棒的部分是，操作進行是容易的，比起單一嘗試訓練來說確實更為簡單。而且在治療的過程中充滿了樂趣。事實上，當我們整合所有能誘發孩子動機的因素進入我們的治療教學時，發現實際進行治療應當是簡單且自然不造作，所以我們最初稱呼我們的治療法為「自然語言典範」。但最終發現這個治療訓練方式不只影響了語言能力，同時也使得許多面向獲得改善，所以我們將之改名為「核心反應訓練」。就如同我們先前所提到的，這個治療法為孩子帶來廣泛的正向進展，從我們後續的研究（R.L. Koegel, Koegel, & Surratt, 1992）中也可以知道，當我們將這些誘發動機的元素融入治療的同時，孩子在不需其他治療介入下，就能同時減少或消除他們的混亂行為表現。我們不用在治療同時看到孩子的尖叫、哭泣，或是拉著門柱等等，孩子也不會一看到治療師出現就想要躲起來，反而是會喜歡這些治療訓練過程。在過程中我們也可以看到，孩子不僅是以驚人的速度在學習說話，而且樂在其中，不會有什麼逃避或躲藏的行為反應。

在接續的研究（如 R.L. Koegel, Bimbela, & Schreibman, 1996; Schreibman, Kaneko, & Koegel, 1991; Vismara & Lyons, 2007）中更發現了，這個治療法除了減少孩子的混亂行為之外，也增加孩子快樂的感受、對事情的投入程度，以及對事物的興趣，這些原本是我們刻意想要教會他們的，此時卻是孩子自然而然就展現出來的能力。同時，孩子的父母也同步增加了快樂的感受、對週遭事物更有熱忱與興趣。他們有更多的微笑，也更願意與孩子互動，整個感覺都變好了許多。

這樣的研究結果是很重要的，原因如下。第一，我們不再需要為了讓孩子有反應而處罰他了，這同時也是人道主義中很重要的理念。再者，這樣的治療概念是實際可行的，也就是說當人們喜歡他們正在做的事情，自然會想要再多做一點。因為改善自閉症孩童的症狀需要**許多**的介入歷程，所以這些治療介入的過程應當是容易進行且舒服的，處罰絕對無法帶來這樣的效果。當這樣的治療訓練方法能夠愉快地融入日常生活，也就代表了可以提供密集的治療而不會帶來過度的壓力；當治療訓練方法是愉快的，自閉症孩童就愈有可能願意在教學場合之外的環境中做出新學習到的行為表現。因此，若一個治療法能夠在執行後帶來更少的混亂行為以及更正向的情緒，也就更有可能在孩子的每天生活中加以運用；這也同時減少了家長的經濟與情緒負擔。

簡單來說，動機已經被證實是改善自閉孩童問題行為的核心領域，並且同時可以促進其他核心問題的改善，像是模仿與社交行為。但動機並非我們發現的唯一核心領域，接續我們將介紹其他的發現。

> 動機是所有事情的中心要素，而我們更是理解到自閉症孩童要能夠認識許多事情，動機扮演了重要的角色。在嬰兒階段初期，孩子的自閉狀態還不是那麼嚴重的問題，但是隨著孩子長大，若對事物都缺乏動機的話，那麼他將無法投入正常發展所需要的一切，也就讓孩子的問題層面漸為廣泛。

◆主動與人互動與提問的能力

就我們所知，當孩子做出某些行為之後，也會使得環境中的其他人做出相對應的反應，這些有來有往的相互性循環互動將會促進孩子的重要發展。舉例來說，在語言發展的早期歷程中，最典型的例子就是孩子開始會使用一些簡單的方式來傳遞「這是什麼？」的詢問意圖。以一般正常發展的孩子而言，最早期出現的話語中，通常會伴隨著「啊」的聲音。當孩子發出「啊」的聲音時，通常手也會指著某個物品，大人看到後就會把那個物品的名稱告訴孩子；這樣就完成了一個具社交及教育意義的互動。當孩子重複出現「啊」的詢問方式後，也就能得到別人給予大量的詞彙學習刺激。在過去，韋瑟比與普魯庭（Wetherby and Prutting, 1984）認為自閉症的孩童鮮少出現詢問問題的行為，這樣的現象確實讓人感到疑惑，因為這些孩子一定也常聽到大人問他們「這是什麼？」，但他們卻無法學習到這樣的問話方式，因此我們研究團隊便致力於探討如何教會這些孩子問問題。其中柯格爾等人發現（L.K. Koegel, Camarata, Valdez-Menchaca, & Koegel, 1998），要教會自閉症的孩子說出「這是什麼？」是可能且容易的，當他們確實學會問這個問題之後，他們的詞彙就開始戲劇化地增加，甚至是那些沒有教過的單字也可能會出現。因此，當孩子開始會問問題，就能引發生活週遭的其他人有想要教導他們的互動，這就是讓孩子能夠自然學習的最佳方式，而且比起逐字教導來說更為簡單。這樣主動與人互動的反應，將可使得孩子在沒有任何暗示之下，有一個透過社交互動而學習的機會；因此這確實是自閉症孩童應當加以改善的核心行為，並且可以使得其他未加以治療的行為一併得到改善。另外，我們也發現這樣的方式在孩子學習動詞時也有類似的效果（L.K. Koegel, Carter, & Koegel, 2003）。像是自閉症的孩童很容易學會在事情發生的當下詢問「現在發生什麼事？／現在怎麼了？（What's happening?）」或是在事情發生後詢問「剛剛發生什麼事？／剛剛怎麼了？（What happened?）」之類的問句，當他們真的詢問了這樣的問句，也無形中學會了使用不同時態的動詞（以英文的動詞時態而言），並且文法使用的正確性也會相對提升。而上述的過程，並沒有進行什麼特定的動詞教學介入技巧，只是讓孩子自然的學習。所以要再一次強調，若能夠提升孩子詢問問題的核心能力，將可帶來廣大的學習效果。

這樣的結果讓我們思考到，或許可以透過詢問問句的教學，來促進孩子學習語言結構等等能力。順著這樣的想法，柯格爾等人發現自閉症孩童要學會詢問「××在哪裡？」的問句是沒什麼問題的（例如問：「小熊軟糖在哪裡？」），而當他們問了這樣的問題後，將可以很快速地學會空間介系詞的概念，像是小熊軟糖在杯子**下面**（L.K. Koegel, Koegel, Green-Hopkins, & Barnes, 2010）。再強調一次，這樣的學習結果是在沒有任何刻意的介系詞教學模式下完成。詢問問題的能力確實是學得其他行為的重要核心能力。

當孩子愈能夠被教導成願意主動探索所處環境的話，他們將會學習到更多的東西，而且未來會表現得更好。

更進一步地思考，主動與人互動（像是主動問問題）正是自閉症孩童退縮行為的反向表現，因此若是能善加運用增強孩子的主動性，將能夠帶來非常多層面的收穫與改變。我們在後續的研究（L.K. Koegel, Koegel, Shoshan, & McNerney, 1999）中也再次證實了這件事情，亦即在核心反應訓練的治療理念下，當自閉症孩童有愈來愈多主動與人互動的行為出現時（例如問問題），其後續治療效果也就更好、延續得更長，甚至到後來與一般發展的孩童相比沒有太大的差異。這說明了主動與人互動確實極為重要，因為當這個行為出現後，能帶給孩子生活上巨大的改變。而在這個研究的第一階段，我們發現若自閉症孩童在學齡前階段，能夠於自然觀察情境中出現主動與人互動的行為，等他們到了青春期或是成人早期階段，會有更正向的行為表現；但若是沒有出現這些行為的孩童，狀況則相對不佳。在第二階段，我們則是證實了最初沒有出現主動與人互動行為的孩子，是可以被教導不同的社交主動表現，而且他們同樣能夠擁有長期的治療效果，甚至與一般發展的孩童相差無幾，甚至這樣的改變依然能夠延續到成年階段。

因此，動機、主動與人互動、以及詢問問題的能力對自閉症孩童來說，是非常重要的核心行為領域，接下來我們會再繼續說明為何會有這樣的觀點。

迷思：孩子缺乏的每項能力是需要個別逐一教導的。

真相：只要將重點放在核心領域上，將可幫助孩子在各方面有快速的進展。

真相：動機是最重要的核心領域。

真相：擬定出適合每個孩子的個別化治療訓練方式，將有助於孩子的投入與成功。

◆處理核心領域可為治療帶來有效性的相關實徵研究

許多科學文獻中都明確提到當自閉症孩童能有效學習核心行為技巧，將有助於整體學習能力的提升。而且很重要地，這些研究包含了各式不同的研究設計，像是嚴謹的單一樣本實驗設計、個案採隨機分派的群體研究設計、重視質性分析的研究設計，一直到考慮臨床運用結果的研究設計等等。上面這些林林總總的專業術語，其實要表達的是，已有許多學者透過不同條件的孩童，證實了核心反應訓練法的效果。知道這件事情有其必要性存在，因為目前在市面上仍有許多號稱有效，但實際上並非如此的治療法。且因為孩子的治療關鍵期是有限的，我們無法浪費過多時間在嘗試不同的治療模式。所以我們在此才會不斷強調，一個治療法能經過好的研究設計加以驗證是極其重要的。

核心反應訓練的相關研究已經在許多地方進行，像是我們研究團隊的實驗室、醫療院所及學校等等。研究人員則包括我們研究團隊的成員，以及其他研究室、醫療院所與學校的人員（在前言中，我們列舉了部分重要的研究主題與結果簡述）。在所有的研究中，當孩子學得了核心領域的能力後，整體功能都相對提升了。然而，還是有些孩子並無法如我們預期般有所進展；雖然我們可以說這些對治療沒有出現相對成效的孩子是治療中失敗的結果，但我們比較傾向於將這些孩子歸類為對治療訓練沒反應的對象，且他們可能較需要的是其他治療訓練法。換句話說，這樣的結果問題應該是出在老師（治療師），而非學生（自閉症孩童）身上。因為在許多的案例中，我們發現若孩子對於核心反應訓練沒有辦法出現快速的效果，當後續針對治療訓練方式進行適當調整的話，這些原本對訓練沒有反應的孩子，還是可以學得核心技巧的。

舉例來說，在我們較近期的一項研究中發現，針對一些使用一般性核心反應訓練但無法有效學會語言的自閉症孩童來說，若在使用誘發動機相關技巧的同時，能夠將重點放在如何利用引發孩子專注的相關線索的話，他們是可以學習到語言的（R.L.

Koegel, Shirotova, & Koegel, 2009a, 2009b）。這也就是說，當我們能有效運用吸引孩子專注的相關外在線索（如視覺、聽覺等等）引發其注意的話，他們也就能逐步表現出具有動機的典型反應，並且開始快速地學會詞彙、語言，在大多數的個案當中，都能有大幅度的進步。這樣的結果確實是很戲劇化，同時也說明了在治療訓練的過程中，確認對孩子有效的治療因子是非常重要的事情，而這也是一個不斷演進的過程。有趣的是，若要建立孩子對於治療中相關線索的專注程度，動機還是扮演了極關鍵性的角色。所以我們要再一次強調，動機是孩子能否有效學習的重要核心領域。

在維斯馬拉與里昂斯（Vismara & Lyons, 2007）的研究中，更進一步說明了孩子在發展關鍵人際專注能力時，動機是很重要的因素。他們發現當孩子的動機變高，自閉症孩童的相互協調注意力（joint attention，或譯分享式注意力）不需要透過教導就可以自然出現，也就是孩子的眼神開始可以在說話的人與物品之間來回注視。另外布魯因斯馬（Bruinsma, 2004）也有相同的發現，在研究中，他針對一些尚未有相互協調注意力的孩童進行核心反應訓練，大約過了兩個月之後，相互協調注意力果然自發地出現了。從上述學者的研究中，我們可以知道，當核心反應訓練實行大約兩個月之後，相互協調注意力大致上就會出現（在這期間相互協調注意力是沒有經過特別教導的），但更發現若使用的訓練素材中，包含了孩子非常喜愛的物品或活動，相互協調注意力其實是可以立即展現出來的。這種治療過程中出現的收穫真是重要，因為我們的目標就是希望可以加快孩子某些行為習慣的建立速度。

接著，有兩個重要且實際的問題（特別是對於自閉症的孩子來說），究竟誰可以執行核心反應訓練，以及在什麼樣的條件配合下適合進行。因為我們要思考這樣的治療訓練程序能否有效運用在大規模的孩童中，並且讓眾多的孩童從這個治療訓練方法中得到有效的幫助。在我們撰寫此書的過程中，有兩個大規模的研究計畫結果已經被發表出來，並證實核心反應訓練能夠廣泛運用，且確實具有療效。貝克、史丹馬與伯恩斯（Baker-Ericzén, Stahmer, & Burns, 2007）的研究中發現在社區診所，核心反應訓練可以運用在好幾百個自閉症孩童身上，不論他們是什麼性別、年齡、人種或種族，這些孩子在適應行為量表上的得分都有顯著地進步。

而在另一個大規模的研究中，布萊森等人（Bryson et al., 2007）和史密斯等人（Smith et al., 2010）皆發現核心反應訓練可以運用在整個加拿大的新斯科細亞省（Nova Scotia, Canada），在他們研究中發現，新斯科細亞省訓練出一位核心反應訓練治療師之後，後續可以透過培訓師資的模式（trainer-of-trainers model），提供父母或其他治療者相關的訓練，並將此治療法持續進行精確地推廣。更重要的是，在他們的研究中，有些曾接受其他治療且有些許進步的孩童，在接受核心治療法後，仍然可以在他們的核心行為上有所進展。此外這個研究也說明了培訓師資的模式，可以讓核心反應訓練有效地幫助許多居住在偏遠地區，且無法進入特教體系（如發展中心或地區性診所等等）的自閉症孩童。

總結來說，針對核心領域進行治療訓練確實是可行且重要的。治療師與父母可以輕鬆地學習將治療訓練的重點放在自閉症孩童的核心領域上，像是動機與主動與人互動的反應。接著，當他們的核心行為確實改善後，更為廣泛的進展將會出現，且將帶來長期的正向效果。

迷思：若要求自閉症孩童努力學習困難的事物，最終可以強化他們的動機。

真相：在自閉症孩童努力嘗試困難事物的過程中給予肯定增強，將有助於動機的提升。

落實於日常生活之中：準備開始吧

如我們前面文章所描述，一個研究結果要落實到日常生活當中，可能要花上十到二十年的光陰。這同時也代表現階段大多數使用的治療法是過時的；像許多自閉症孩童正在接受的治療方式都是幾十年前發展出來的。雖然確實能帶來療效，但進步很緩慢，這也是為什麼嘗試使用最新治療法是重要的。然而另一方面，似乎每天都有許多嶄新的治療法出現，但實際上我們並沒有辦法把時間耗費在嘗試每一項新的治療法。所以，若你真的開始準備使用核心反應訓練，底下有幾項重要的事情需要加以確認，如此才能確保在日常生活當中，核心反應訓練將能為孩子帶來最有效的成果。

1. **尋找相關研究資料**：首先，你必須確認孩子的治療師所使用的治療方式擁有良好的科學根據，也就是要確認這個治療法是否有被刊登在經過同儕審查的期刊（peer-reviewed journals）當中。所謂的**同儕審查**指的就是有其他學者確認該研究的相關設計是良好的。這是非常重要的訊息。
2. **尋找熟練的治療師**：當你確認這個治療法是有實徵研究為基礎的，下一步就要瞭解孩子的治療師是否精熟於該項治療訓練方法。在美國，核心反應訓練治療師是可以被認證的，且為了確保治療師有準確執行治療訓練程序，每年需要更新一次認證，想要通過認證的人需要將自己與孩子治療的過程錄影並寄送至認證單位進行檢驗。這樣的歷程，可以讓所謂的認證不只是測試治療師是否理解治療的概念，而是真正能夠展現出自己是否能夠達到準確執行的標準，也就是能夠達到一個標準化且被研究驗證的治療基準能力。

3. **確認你的治療訓練目標並且評估孩子這些目標行為的基準表現**：雖然研究結果是一個重要因子，作為父母或老師的你，能確實紀錄孩子的相關行為表現也很重要。這代表要清楚知道孩子的問題行為定義與個別性是什麼。亦即**不能**用模糊的方式描述孩子的治療目標，如「我們要幫助孩子跟其他同儕的人際關係」──就是一個模糊的陳述；我們要能夠將目標具體化，像是要先評估，孩子可以跟某個同儕玩幾分鐘、孩子跟某個同儕互動時能有幾句一來一往的言語對談（此外也要評估互動的品質）、孩子有沒有出現和同儕相似的玩耍行為、有多少互動過程中的衝突事件能被解決等等。如果在孩子治療過程中，沒有設定具體的目標且先評估基準表現，你將永遠無法知道孩子是否有進步。因為可能有些治療方式對孩子無效，所以持續評估很重要，如此才能知道孩子是否持續進步。

4. **提供孩子一致的治療訓練方式**：請記得，不要被一些宣稱使用「折衷治療學派（eclectic approach）」的治療者給迷惑了，因為這通常代表了他們知道許多方法的皮毛，而不知道什麼是最有效的治療方法。此外在霍爾等人的研究中指出，所謂的折衷治療，效果反而不好（Howard, Sparkman, Cohen, Green, & Stanislaw, 2004）。所以要確認孩子的治療師提供的是一套一致且完整的治療法。

5. **讓自己持續更新新知**：你也必須隨時跟上目前相關研究結果與趨勢，不論透過閱讀新期刊文獻、查詢我們網頁的更新資訊（www.education.ucsb.edu/autism 與 www.koegelautism.com），或是參與相關研討會等等。許多重要的研究中心都會定期更新他們的相關發現與成果，而你需要跟上這些最新且豐富的資訊。

6. **往大方向思考**：若是教導孩子的行為目標並不會對孩子的生活帶來什麼改變，那麼你可能就要試著別管這個行為目標了。專家稱呼這個現象叫做「社會意義（social significance）」。舉例來說，如果孩子知道如何到商店並且購買東西的話，那麼對他來說，是否會填寫練習題中的分數加法就沒有太大的意義。如果孩子可以寫信給朋友或親戚，那麼他是否能夠完美地完成抄寫作業就不是那麼重要了。所以每次當你決定要針對某個行為目標進行教學時，就要想想「這對孩子的生活會帶來什麼不同嗎？」如果治療師成功教會孩子說「小狗」，但孩子卻無法正確地認出自己家中的寵物，那麼學會說小狗就不是具社會意義的學習成果。如果治療師嘗試教導一個年輕成人減少自我刺激行為（self-stimulatory behaviors），那麼只減少一半的比例（例如從40%降到20%）對這位年輕成人來說還是不夠的，因為他仍舊無法勝任工作面試以及許多社交情境的表現。

務必確認孩子的治療目標對於其適應社會具有意義上的差別；而決定該目標是否具有意義的基本標準，就是要讓孩子在過程中能快速學習，且這個行為目標能同時讓許多未被治療的層面也有正向的改變。

問問你自己

◆父母與老師

1. 我目前嘗試教導孩子的學習目標，是否可以為孩子的其他行為帶來同步的正向改變？

2. 我目前嘗試教導孩子的學習目標，對孩子的日常生活是否有意義呢？

3. 我目前是否將教導的重點放在核心領域行為上，而不是只有集中在特定行為的教學上呢？因為我希望透過教導核心領域行為，讓孩子的表現像一般正常發展的孩童，而非學會一些無法類化到其他表現或是像機器人般的改變。

2 如何誘發核心領域中的動機

崔維斯是一位在學齡前階段就被診斷為自閉症的青少年。在學校只有快要下課或是快要吃午餐時，他才有辦法利用短暫的時間做些像是閱讀、寫字、算數學等等各種跟學習有關的行為，除此之外，幾乎不可能要求他用另外的時間完成回家作業、練習算數學習題，或是在日記中寫些東西。在他求學的過程中大多是採取一般教育與特殊教育的融合學習模式，但目前學校想要減少他在一般班級的學習時間，因為校方覺得他在普通班並沒有什麼進步。學校邀請我們到校觀察這位孩子，並進行相關的諮詢；因為崔維斯的家人認為校方不應該讓他遠離一般正常發展的同儕。

崔維斯的狀況其實是常見的，有自閉症特質的孩子經常無法如一般發展的孩子一樣，對於學校功課有較佳的投入程度，反而在過程中會出現許多干擾行為（disruptive behavior），使得老師最終只能降低標準，讓孩子完成最簡單的課業內容即可。另外有些自閉症孩童雖然可以安靜坐著並完成功課，但他其實並沒學到半點東西。面對這樣的狀況，過去便有許多治療師為了能讓孩子在學業上有更專心的表現，花上許多時間尋找適當的增強物，甚至會因為孩子在學習中出現分心或干擾行為，考慮給予適度的處罰，但效果似乎很有限；這樣的結果，也引發我們將治療重點放在誘發孩子的動機之上。我們花了很多的心力，盡了最大的可能，希望這些孩子能學會與他人交談，甚至進一步讓他們學會算術、閱讀、書寫等等能力。我們幾乎嘗遍所有方法，但在一開始只獲得粗略的結果。事實上，鮑伯（亦即本書作者之一的柯格爾）曾經在自己的治療診所中開玩笑說：「孩子們最有動機做的事情，大概就是**逃離**治療吧。」我們對於這樣的說法不禁莞爾一笑，但隨即也在思考，這些孩子其實很聰明，因為他們得運用一些有效的方法才能讓治療暫停。

而且雖然大部分的人都會覺得自閉症孩童缺乏社交能力，但是實際上，他們仍然有敏銳的一面，就像是他們可以在大人一不注意的時候，就立刻把原本拿來當獎勵的糖果抓走並快速吃掉，而能夠注意到大人如此細微的行為改變，其實代表了他們擁有社會互動中觀察的能力。同時我們也注意到，一些幾乎沒有口語能力的孩子在少數情境下能主動說出一些單字。例如，有些孩子會主動說出「掰掰」，這通常是因為這些孩子不想再接受充斥著一堆學習目標，且過程冗長、難以中斷的治療，若是讓孩子持續這樣的學習過程，並無法帶來什麼正向的結果。現在，我們很清楚知道，如果孩子說的話或做的事情沒有得到他們期待的回應，那麼他們學到的將會是「我所表現出來的行為，沒有辦法讓我得到我想要的結果」。這樣的學習經驗將會讓孩子缺乏嘗試的動機，因此也讓我們思考所謂習得的無助感（Learned Helplessness）。

習得的無助感

我們並不喜歡去提及太多關於習得無助感的早期研究，因為這不是讓人愉快的過程，在我們的研究機構中也未曾執行類似的計畫，但過往的結果便可帶給我們對於「行為」一些有趣的見解，接著就讓我們來回顧一下相關的研究內容。在很久以前，一群由馬汀．塞利格曼（Martin Seligman）領導的研究團隊，他們所做的一些研究發現到一種現象，現在被稱為習得的無助感（Seligman, Klein, & Miller, 1976; Seligman & Maier, 1967; Seligman, Maier, & Geer, 1968）。一般來說，這個研究主要是觀察被鞍具控制的小狗受到電擊的反應。起先這些小狗在被電擊後會不顧一切想要逃走，但因為牠們的行動都被實驗者控制住了，所以無法逃避電擊；而研究發現，最後這些小狗就會放棄逃跑。上述結果看起來是有道理的，但最讓人感到特別的是接下來發生的事情，後來研究者把小狗身上的鞍具脫下，猜猜接下來會怎麼樣呢？如果你猜小狗會逃跑，那麼就猜錯了；不管你相不相信，這些小狗最後還是繼續站在那兒讓自己被電擊。是的，這就是最後出現的結果，不會有任何逃跑的動機，只是站在電擊板上被電並忍受電擊帶來的疼痛。實際上到後來研究者還把小狗帶離電擊板，希望透過這個方式讓小狗知道，其實牠們是沒有被控制住的。但是當研究者把小狗放回板子後，牠們還是沒有任何跑走的企圖。

看到這裡，你可能會想「這些小狗到底是怎麼回事啊？」是吧？最後呢，研究者決定不要用把小狗帶離電擊板的方式，而改成輕推這些小狗，希望透過這個輕推的舉動，讓小狗知道可以靠自己離開電擊板。果然，這些小狗真的這麼做了，也就是當這些小狗有企圖想要**靠自己**離開時，牠們想要逃跑的動機就啟動了，從那一刻起，牠們就可以離開電擊板。從上述整個研究過程的概念來看，這個結果帶給我們最大的意義就是：若這些小狗知道牠們的行為反應（離開電擊板）跟最後得到的結果（不被電擊）有關聯，那麼牠們才會持續嘗試離開。

雖然我們不知道動物研究的結果是否能完全套用在人類身上，但確實可以看到在人們身上會發生類似的現象，也就是當事情的結果不會因為做了什麼而改變，人們可能就不會想要繼續嘗試。這樣的現象可以用非後效懲罰（noncontingent punishment，譯註：非後效懲罰指的是不在個體某些行為出現後給予應有的懲罰，簡單來說即是不依照你犯的錯誤給予懲罰）與非後效增強（noncontingent rewards，譯註：非後效增強指的是不在個體某些行為出現後給予想要的後果，簡單來說即是不因為你做的好行為給予鼓勵）進一步說明。讓我們來想想，在富裕家庭中長大的孩子通常衣食無缺，若他們做出某些表現才可以得到想要的東西，那他們長大後比較有可能成為成功的人（因為希望透過好表現來獲得想要的物品）。相反地，若他們要什麼就給什麼，長大後就比較可能成為懶惰或是沒有什麼作為的大人（因為不需要任何努力，就可以得到想要的東西）。這也會讓孩子學習到自己的行為與外在環境是如何互相牽連，若是外在環境的正向或負向回饋不是根據孩子的行為表現，那將會對孩子的行為養成造成不小的負向影響。

現在，讓我們回來討論自閉症孩童的狀況，沒有人會否認對自閉症孩童來說，學習許多事物對他們而言是困難的。說話是困難的、社交互動是困難的，甚至每天的許多瑣碎事務都是困難的。如果一個好心的大人給予孩子過多的幫助，而讓這個孩子不需要做任何的嘗試，最後孩子可能真的不會想要嘗試任何行為。我們曾經看到一些孩子每天都依靠大人給予動作上的輔助來處理生活中大大小小的事情，最後這個孩子便呈現一付整天不知道自己在做什麼的樣子。若大人因為孩子穿衣服的動作太慢而每天都幫忙把衣服穿好，那麼最後孩子只會站在那，等著別人幫他把衣服穿好。相同地，若一個孩子從來都不需要說任何話就可以得到所需的一切，那麼她可能就會一直保持沉默，甚至可能不會想要開口說話。

所以，若我們不想讓孩子的學習過程中出現習得的無助感，那麼就要想辦法讓孩子主動出現反應，也就是要誘發他們的**動機**。接著我們要來介紹一些引發孩子出現動機的技巧，希望透過這些方式讓孩子能夠有更多、更快的反應，甚至在反應中能夠更投入。在這個章節中我們會帶著大家逐一瞭解這些誘發動機的過程，並且告訴大家怎麼將這些過程融合在一起而成為更有效的治療方式。

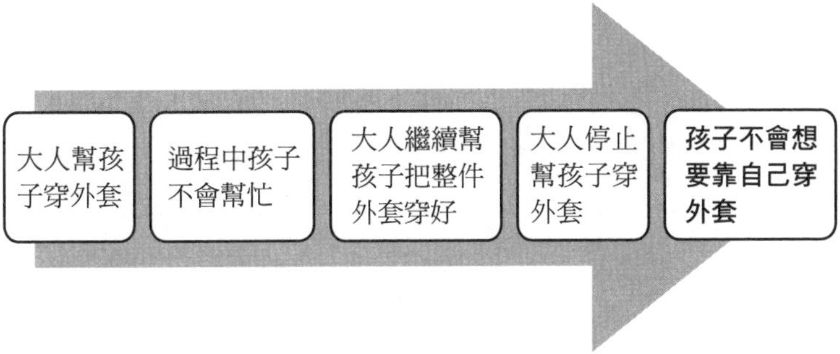

圖 4-1　習得無助感的運作歷程

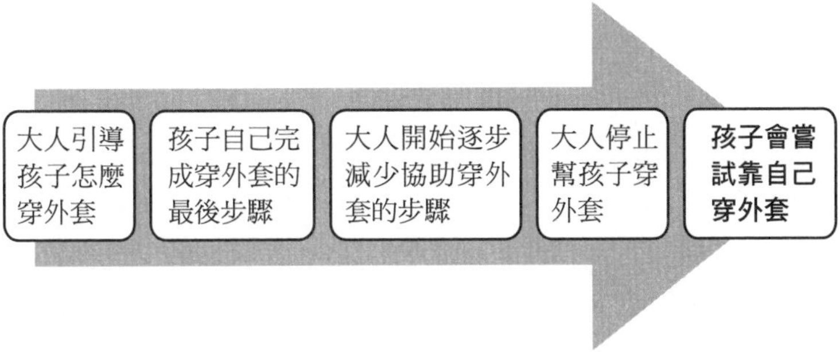

圖 4-2　面對習得無助感的成功訓練方式

表4　單一嘗試訓練與核心反應訓練的比較

比較項目	單一嘗試訓練	核心反應訓練
治療學習物的選擇	由治療師選擇 重複練習直到達成訓練目標	由孩子自行選擇 每幾個練習後會有所變換 由熟練的項目與需要新學習的項目結合而成
互動方式	治療師會拿著治療學習物 治療學習物與治療師和孩子之間的互動沒有關聯	治療師和孩子一起玩治療學習物 治療學習物會在與孩子的互動中加以運用
環境	在結構、制式的環境下進行訓練	在自然發生的情境下進行訓練的步驟
反應	只有正確的反應才會被增強	只要孩子合理的行為意圖是清楚且有目標導向的，就會被增強
增強的方式	當孩子有正確反應後立即給予由治療師決定的增強物（通常是食物）	當孩子有上述的反應後，會立即給予自然環境中的增強物

如何誘發孩子的動機：重要元素

◆順著孩子的選擇

在大量的研究中我們可以知道自閉症孩童若要把事情學習得更好，那麼讓他們在過程中可以有所選擇就是很重要的因素。我們認為若是治療當中的素材能與孩子的選擇有關，那麼孩子在治療過程中的反應對自己來說就是一個最自然的增強物（natural reinforcement）。舉例來說，若孩子很想要一個玩具，而正好她也在學習說出自己的第一個字，那麼讓她開口說出想要這個玩具就是把孩子的選擇納入考量的最好例子，因為這個玩具就可以拿來當作說出後的獎勵。雖然這樣的思考具有邏輯性，你可能會跟自己說「沒錯，以後照著這麼做就對了，真是太容易啦」，但我們還是要告訴你一些常常犯錯的例子（也就是同樣的教學目標，其實可以選擇更為適合、更順著孩子的教學物品）。例如許多專家可能會用教學卡來做為治療工具，目前市面上也有許多因各樣目的而製作好的教學套卡可以使用，像是認識動詞、學習發音、學習分辨「他」和「她」的差別等等，使用的方式大概就是治療師說出一個字詞，接著拿出一張相對應的圖卡，希望孩子能跟著認識或說出來。然而，自閉症孩童在面對這樣的教學模式時，最常發生的狀況就是一個字也不說。

在我們的治療中將會使用有別於此的方式，我們會去尋找孩子平常生活環境中會出現的物品作為治療訓練的素材，而且會讓孩子從中選擇。再來，相較於坐在椅子上並用圖卡學習，孩子其實會比較喜歡一些更刺激有趣的玩具或活動。我們經常會看到在孩子開心地玩著某樣適當的玩具（其實這個玩具就是最適合的學習刺激物）後，家長或是其他大人就會拿著另外一個玩具並對孩子說「哇，你看，這裡有一個好好玩的玩具耶」，或是乾脆再度帶著孩子回到桌子前，並再次運用圖卡進行治療。也許另外一個玩具真的很好玩，也或許用圖卡教學對治療者來說是相對容易的，但這些都不是孩子一開始最感興趣的事物。因此，上面的歷程就是父母或治療師將治療活動從「順著孩子選擇的」轉換到「順著大人選擇的」，**即使**孩子到後來或許也覺得這個新活動是有趣的。經常與孩子相處的人，大多數對於上述的歷程會感到些許愧疚，因為變成要孩子順著大人的選擇；而確實順著大人的選擇對於一般發展的孩子來說沒有太大的影響，因為他們通常對任何事物都會感興趣，但對自閉症孩童來說，能否順著他們的需求與選擇才是引發學習最重要的關鍵。

而接下來的例子可能有些難以置信且讓人傷心，但我們得說這是真的。我們團隊曾經接受學校的邀請而前往接受諮詢，這所學校標榜他們是使用核心反應訓練。來到學校後，行政人員請我們觀察一位就讀幼兒園一般班級的自閉症孩童，當我們進入班級後，這位孩子在班上瘋狂地到處亂跑，並沒有真的參與班上的任何活動，並且需要一位助理老師跟在他的後頭。我們觀察了目前正在進行（或是其實沒有在進行）的活動約十五分鐘，最後我們不禁問了學校人員，目前是否確實有在進行核心反應訓練？他們回答我們「當然有，目前正持續進行著核心反應訓練」。而當我們進一步詢問若目前正在進行核心反應訓練，那麼是運用了哪些技巧呢，而校方的回應是「我們有順著孩子的選擇進行活動」，因為這個孩子的選擇就是要在教室裡跑來跑去，所以我們就順著他的意思讓他這麼做。當然，聽到這裡下一步我們立刻陪著這位孩子到桌子旁並且問他「你想要做什麼活動（必須是適當的活動）呢？」接著我們也再次向學校人員解釋，所謂讓孩子選擇或是順著孩子的引導，指的是治療訓練者要清楚知道目前要訓練的行為目標是什麼，然後我們可以使用孩子喜歡的活動或物品來設計適合的教學內容。而在教室跑來跑去以及什麼事都不做，絕對**無法**教導孩子任何事情。

此外有些活動看似能讓孩子選擇的項目非常有限，實際上並非如此，只是需要一些想像力。舉例來說，孩子總是需要寫功課，而功課通常不會每次都很有趣。雖然在面對寫功課這件事情上，似乎很難找到可以順著孩子選擇的事物或時間點，但其實還是有。像是你可以讓孩子選擇完成功課的順序，或是讓孩子選擇完成功課的房間，也可以讓孩子選擇寫功課時想要用什麼顏色的鉛筆或原子筆。只要多發揮創造力，就可以在看似不可能的狀態中找到製造選擇的可能性。而這將會帶來很大的不同結果。

最後我們想要說的是：能讓孩子自己有所選擇是非常具吸引力的，即使在面對他們的一些混亂行為時也能發揮類似的效果。例如一個正在接受治療的學齡前孩童，當我們要結束治療準備讓他回家時，這位孩子不想結束，便賴在地板上，開始發脾氣。過了幾分鐘後，我們覺得孩子的狀況可能無法在短時間之內停止，所以便問他：「你想要自己走到車子那邊，或是要被抱過去。」孩子聽到後馬上站起來並回答：「走過去」。所以，讓孩子選擇的方式真的奏效了，即使這兩個選項可能都不是他喜歡的。

順著孩子的選擇

使用孩子喜歡或是孩子自己選擇的事物、治療訓練主題、玩具，並且在互動中順著孩子的引導。

◆將需要新學習的內容與熟練的項目混合搭配

在琳恩成為語言病理學家與教育心理學家的訓練養成過程中，經常需要嘗試找到孩子缺損的問題點並發展相對應的治療方式。這樣的策略對於有輕微障礙的孩子來說是有效的，但對於自閉症孩童來說，卻常常隨著治療的進行而行為逐漸變得混亂、干擾。要瞭解究竟為何會有此現象時，就讓我們再次想到習得的無助感，自閉症孩童在許多領域上都有接受協助的必要，但因為需要協助的領域太多，因此在過程中也更容易經歷失敗的感受，使得放棄（亦即習得的無助感）經常會是最後的結果。然而也因為要讓他們學會許多的事物是如此具有挑戰性，治療者就會期望透過各種不同的方法，讓自閉症孩童學會一些對他們而言較困難的能力，但這些孩子在過程中可能就會因為感受到被高度的要求，最後選擇放棄接受這樣的治療內容。接著他們可能就會出現許多干擾行為，以期望能夠逃離治療。然而我們學習到若能夠將期望孩子新學習的行為和孩子已經精熟的項目做搭配，孩子將會學習得更好。

我們有個女兒目前正準備取得特殊教育博士學位，她將這樣的概念類推到運動的學習上。她提到教練總是會逐步教導孩子一些項目，讓孩子從中體驗成功的感受。他們不會在一開始就讓孩子使用硬式棒球或是速度很快的軟式棒球，他們會先使用樂樂棒球（T-ball）。你可以從這樣的考量理解：若一個人可以先體驗到成功的感受，就會更願意努力做些嘗試；但若一個人持續感受到失敗，最後可能就會放棄。所以將孩子已經熟練的項目分散到想要孩子學習的新項目之間，將可以促進孩子的動機。你可能會想，這些對孩子而言較簡單的項目是否讓孩子學習的速度變慢，但其實不會；將希望孩子獲得以及孩子可以持續維持的學習項目融合，孩子反而會學得更快。有些人將這樣的結果用一個行為動力（behavioral momentum）的理論說明，若你做了一連串正確的事情，這種一個接著一個的感覺，就讓你獲得了一種動力，逐步面對困難的事情，可以減少挫折感或是在面對困難時能更有動機去做出更多的反應（或是做出完整的反應）。這樣的現象會發生在所有人身上，對自閉症孩童來說，能否有成功的感受更是重要，因此在面對需要新學習的事物時，將過往的成功經驗融入較困難的學習項目之中是非常重要的。

將需要新學習的內容與熟練的項目混合搭配

把孩子先前已經學會的幾種技能穿插到孩子尚未學會的新學習項目之中。

◆ 變換學習項目

變換學習項目跟上一個技巧的概念頗為相近。這個技巧簡單來說，就是不要持續不斷地就同個項目練習、練習、再練習。一定要記得這件事情。幾乎所有的人應該都還記得那一頁又一頁、困難又重複的數學作業吧。事實上，我們之前也曾為了女兒的數學學習問題而與她的老師有許多的協調。我們想要減少數學作業的量，因為內容真的太多她又不斷犯錯，但這並非她不會解題目，而是她真的太累了。另一方面，老師仍舊可以針對題數較少的作業給分，只是每一題的分數比重就會增加。題數減少可以讓她有時間完成不同科目的作業，而不是單單花了很長的時間在數學作業上。這樣的調整帶來很好的效果，而且我們得說最後她仍舊完成了醫學院的課程，所以在國小階段少寫幾個數學題目並不會帶來太大的傷害。

不論如何，我們想要提醒的是：在孩子的學習過程中要記得變換學習項目，不要耗上很長的時間在同一個學習項目上。因為當學習項目呈現的時間較短且融合了不同項目時，孩子會學得更好。而且即使孩子在某個項目表現得不錯，也不要停留在那個項目過長的時間。要常變換學習項目，並持續讓孩子對這些項目感興趣。

變換學習項目

在與孩子互動過程中要變換學習項目與增強物。

◆使用自然增強物

在沒多久之前，對我們兩個來說，進行治療其實就是收集大量學習圖卡，然後用圖卡與孩子練習學習項目，當孩子有好的表現時給予小的增強物。事實上我們針對增強物做了一些研究，像是瞭解變化增強物是否會增進孩子的反應，但在當時我們並未針對自然增強物（natural reinforcers）投入太多的注意。且即使當孩子可以好好開口詢問是否能結束治療時，若治療才進行到一半，我們並不會因為他能好好開口詢問，就將結束作為自然增強物。但事情顯然從那時起有了變化，隨著自然增強物的使用，孩子開始變得更有動機、更為投入，也更有反應了。舉例來說，我們記得在治療一位沒有口語能力的5歲男孩時，起先他只能模仿發出一些跟要求有關的聲音，但從未真的說過一個字。有一天，他真的很想要吃我們帶來的餅乾（這些餅乾是用來進行一些不需口語表達的活動時所用到的增強物），看到這樣的狀況後，我們決定用餅乾來讓他練習語言表達。我們在孩子面前拿起餅乾並說出他已經聽過好多次的「餅乾」，我們說完後會先暫停，然後又再重複說了幾次，而令人開心的是，每當我們這麼做，他就會謹慎且正確地發出「餅——乾——」的聲音；在這之前，他從未說過任何一個字。你可以從這個簡單的例子中看到，用孩子很渴望的餅乾當做自然增強物，比起在一個活動後給予完全不相干的增強物，確實讓他在語言學習上有大幅度的改變。

從那個時候起，自然增強物變成為我們治療流程中的一部分。不論是什麼活動，只要使用了自然增強物，你將可以看到孩子在反應上會有很大的不同。例如，要教孩子獨自穿衣服，你可以在一個寒冷的房間內進行，而不是在一個很熱的房間內完成。如果你要教孩子綁鞋帶，可以在要出門時進行。不論是什麼樣的活動，若你真的花心思去想，其實幾乎都能找到自然增強物。即使是較困難的活動，像是教導孩子理解分數的概念，你也可以運用一些好吃的食物進行教學。或是在教孩子寫字時，你可以讓孩子練習寫下關於他們想要做哪些活動的句子（當然，在寫完後馬上讓他們進行這項活動），而不是用老師指定的題目。只要發揮一點想像力，大多數的活動都可以妥善運用自然增強物，而且在進行的過程中，你可以看到一個更快樂、更有社交互動感、更為投入的孩子，干擾行為也比較少出現。

使用自然增強物

使用與學習活動有直接關係且具有實質幫助的物品作為增強物。

◆增強孩子的嘗試意圖

我們曾在治療過程中看到一位父親不斷對著孩子說「不對」，即使這個孩子已經盡他可能來完成被要求的活動。面對這樣的狀況，我們給了這位父親一些回饋，並建議他避免用言語來讓孩子有受處罰的感覺，可以改為對孩子說：「你有試著做做看，很好。再試一次。」我們知道，針對自閉症孩童在學習過程中的嘗試意圖給予增強，是非常重要的，因為他們在過程中確實會經歷許多失敗。且不論結果正確與否，他們願意嘗試的動機都應該要受到肯定與增強。另外我們要提醒的是，不要把這個概念跟孩子完全沒嘗試時的反應搞混了。有時候，孩子可能在學習過程中呈現有些敷衍的態度，但最後的結果碰巧是正確的，以及有些孩子在回應的過程中是心不在焉的；針對這些反應，不要給予任何增強，因為這些不能稱得上是有回應或嘗試的意圖。

所謂嘗試的意圖要排除一些不恰當的行為，而且必須是孩子「真正」有嘗試的行為表現。若孩子確實出現這樣的意圖，即使並非百分之百的正確，他們都應當要受到肯定。若我們不管孩子最終的行為結果是否完全正確，只要孩子在過程中每個真正的嘗試意圖都被增強，那麼孩子的學習動機將會大大地增加。

增強孩子的嘗試意圖

若孩子的意圖是合理、清楚、不含糊且具有目標導向時，請針對這個意圖予以增強。

證實動機確實為核心領域的科學實徵研究

不僅在我們最初的研究中即發現動機對於語言溝通有很大的影響力，後續的研究也驗證了動機對於自閉症孩童在學習各領域都佔了重要的角色。瞭解到核心反應訓練中有關於誘發動機的每個程序都確實經過仔細驗證，是很重要的一件事。

首先，在一九七九年，我們（R.L. Koegel & Egel）假設自閉症孩童在學習過程中會出現習得的無助感。而回顧更早由塞利格曼等人（Seligman et al., 1967, 1968, 1976）提出的文獻中可知，若事情的結果（不論是獎賞或處罰）與做出行為沒有直接的關聯性存在，那最終人們就不願多做嘗試。我們猜想這可能就是自閉症孩童通常不太願意學習新事物的原因，看來這些孩子彷彿覺得自己無法勝任一些或許他們可以做到的事情。我們寫過一篇文章〈動機在自閉症孩童身上的角色：是做不到？還是不想做？〉討論這樣的概念（R.L. Koegel & Mentis, 1985）。在文章裡，我們推論孩子習得的無助感會導致他們在面對社交情境時會想要逃避或避免接觸，因為他們覺得這是件困難的事情。再來，他們抗拒學習的情境也是因為誤認為自己在學習中是無法成功的。我們假設這種從社交與其他學習情境中逃避或逃離的想法，會使得孩子錯失學習發展歷程中重要的技能，最終在孩子身上便會呈現出完整的自閉症症狀。這就是一個很明顯的惡性循環。為了解決這個問題，我們假定若孩子可以學習到他們的行為會與最後的結果有明顯的關聯，那麼自閉症的嚴重度或許可以有所改善，孩子也可以有更快速的改變。這也就是，若治療的重心能夠放在增加孩子對於社交溝通以及學習其他事物的動機之上，那麼最後得到的結果便是孩子整體發展的進步。再一次強調，找到潛藏的問題所在（也就是我們假設的缺乏動機），將帶來極大的改變。

在我們將研究重點放在減少習得無助感之後，就成功發現了許多與動機有關的重要變項，我們認為可有效增加孩子投入在社交互動、學習以及其他事物上的動機。如今在核心反應訓練當中，動機已被視為一個整合性的治療策略，共包含五個部分：順著孩子的選擇（由孩子選擇學習刺激物）、使用自然增強物、增強孩子的嘗試意圖、將需要新學習的內容與熟練的項目混合搭配，以及變換學習項目。針對這幾個部分的相關實徵研究將分別描述於下列文章，同時也會說明將這五項技巧整合在一起之後的神奇療效。

◆順著孩子的選擇

我們發現到第一個可以引發孩子動機的項目便是順著孩子的選擇。這樣的概念乍聽似乎是有不合邏輯之處，因為我們習慣了在使用單一嘗試訓練時，幾乎都是由治療師選擇治療刺激物，而且以學習圖卡為主。是的，就是那無聊的學習圖卡。然而當孩子可以自己選擇學習過程中的學習項目時，他們的動機就神奇地提升了；這點對所有人都一樣，在學習時可有所選擇將會帶來非常強大的正向效果（Kern et al., 1998; R.L.

Koegel, Dyer, &Bell, 1987）。

在自閉症的領域中，我們也做了一些關於溝通與選擇的研究（R.L. Koegel, Dyer, et al., 1987）。我們發現當自閉症孩童可以在社交互動中選擇對談的主題或是願意投入的遊戲類型時，他們的動機增加了，而且過程中的社交互動行為也變多。此外該研究資料也顯示，如果我們持續引導孩子在過程中將互動內容放在他感興趣的事物領域上，他們的社交互動性也就更為進步。但這並不代表我們要大家花費大部分的時間跟隨著自閉症孩童的侷限興趣互動，只是在學習的初始階段，可用來讓孩子有更多社交主動性的一個好方法。當這個孩子變得更加有動機，且更加有溝通的能力之後，那麼父母、老師與治療師就能開始教導孩子如何變成一個好的聆聽者，以及能夠問問題與更有情感的給予他人回應。但務必記得，第一步就是要誘發孩子的動機。

◆ 使用自然增強物

對於誘發孩子動機具有強大影響力的第二個發現，就是孩子的反應本身就可以當作一個增強物。我們認為自然增強物（也就是對孩子而言，增強物跟我們目前正在教導的行為有直接的關係）可以帶來更快與更廣泛的學習效果（Skinner, 1954, 1986）。

這也就是說，當一個目標反應能直接（非間接）與增強物有關聯，孩子將可以學得更快，且效果更廣泛。例如，我們要教導孩子打開午餐盒，最好的方式就是直接在午餐盒內放入他很喜歡的食物，而不是以傳統的方式教導，亦即教導孩子打開餐盒，然後另外給他另外一個他喜歡的小點心（R.L. Koegel & Williams, 1980）。更有趣的是，當反應與增強物之間的關聯性是很自然就發生，並且對孩子是有意義、可直接感受到的話，那麼孩子在過程中的正向情緒反應也會增加，也就是孩子會更喜歡學習（R.L. Koegel & Williams, 1980; Williams, Koegel, & Egel, 1981）。鄧拉普與凱恩（Dunlap and Kern, 1996）、辛頓與凱恩（Hinton and Kern, 1999）也在有其他嚴重障礙的孩子身上發現類似的結果。舉例來說，一個原本在寫字上有很大困難的孩子，在練習寫字時出現了很嚴重的干擾行為，因為他想要逃避這件事情。但後來當寫字這件事情變得有意義時（也就是寫字這件事情本身變成一種自然增強物），例如讓他寫字給一個重要的人，孩子的學習動機有了大幅度的改善，且情緒也較正向了。

相同地，我們可以透過一些有意義的方式來教導孩子理解其他的概念，運用具變化性的物品（例如用公車時刻表來教導孩子時間的概念）。凱斯丁（Kazdin, 1977）假設在自然的情境下，孩子的反應與增強物具有直接的關係時，比起孩子的反應與增強物之間存有一些非直接關係，前述的狀態對於孩子的學習會有更佳的效果，因為若是存有完全直接的關聯時，反應的出現與後續的增強將具有空間與時間上最為接近的關係。以我們上面提到的午餐盒例子來說，當孩子在學習如何打開午餐盒的同時，裡頭的食物就是孩子的自然增強物，也就是這個食物會在孩子打開午餐盒蓋子的瞬間提供最直接（時間）、近距離（空間）的增強。相對地，若是給予孩子一個與他的反應無關的增強物（像是治療師在孩子嘗試打開午餐盒之後用手拿某個增強物給他），那麼在過程中就可能出現要孩子學習的目標反應與給予增強物之間的一些干擾行為（例如孩子伸手要拿增強物）。這感覺似乎相當複雜，但有趣的是，既然孩子都可以拿到增強物，那這兩者之間有什麼差別呢？嗯，差別即在於若要這一來一往的互動具有意義（也就是要讓孩子能夠有最直接的增強感受），那麼增強物與做出的行為之間必須有最直接的關聯。

在其他相關領域的研究中，我們也很好奇，若將社交行為作為增強物是否也能得到相同正向的結果。後續我們幾位研究者（R.L. Koegel, Vernon, & Koegel, 2009）發現若把社交互動作為自然增強物，那麼孩子的社交互動能力確實也會增加。例如，當我們在教導孩子說話溝通時，其中一種提供自然增強物的方式如下：若孩子能透過說話的方式，來表達自己想要在彈簧墊上跳來跳去的需求時，我們就把在彈簧墊上跳來跳去當作自然增強物。在這個例子中的孩子，他開口表達需求的動機確實增加，但社交互動的進步可能就會很有限。然而若換個方式，也就是當孩子提出要求時，大人可以跟著小孩一起在彈簧墊上彈跳，這個孩子不但會變得更具社交動機，並同時增加了溝通的能力。再一次強調，在這系列的研究中，若給予孩子的增強物確實與我們期望孩子學會的行為有直接的關係時，孩子將會有更大的動機去做這個行為；而且這樣的策略不論是在教導溝通能力、各種行為，甚至是社交的投入程度，都可以發揮一定的效果。

◆增強孩子的嘗試意圖

在我們對於動機的研究中，最重大且驚人的一個發現就是：相較於在孩子真的做出正確反應後才給予增強的行為塑造治療策略而言，若能直接針對孩子願意學習的動機給予增強（即使最後做出來的結果是錯誤的），後者對於動機增強是更為有效的。在這個發現之前，一般都是用行為塑造（shaping）的方式來教導孩子學習一些行為，但這樣的取向對於許多治療師來說是很具挑戰性的，因為他們只能在孩子做出跟先前類似或更棒的反應時才能給予增強。這種方式看似簡單，但當你正在訓練孩子的內容是學習說出第一個字時，其實很難要求孩子每一次做出來的反應都是完全正確的。此外，許多我們要教導的行為對孩子而言非常非常困難，所以常常最後孩子無法得到許多增強。然而相反地，在習得無助感的理論支持下，若是孩子的企圖可以被增強，他們將會展現許多令人訝異的反應，且這些反應可能是孩子一直都具備只是尚未表現出來的行為。甚至是一個完全嶄新的行為，孩子至少會很努力去嘗試。

舉例來說，在我們最初著墨於此領域的研究之一，即針對無口語能力的自閉症孩童（R.L. Koegel, O'Dell, & Dunlap, 1988），他們在以行為塑造的方法進行治療多年以來（期間有持續針對孩子的正確反應給予增強），都還沒有穩定地說過一個字。相對於先前持續無法口語表達的階段來看，後續當孩子只要有開口的動機出現時就給予增強，他們就可以快速地學得大量詞彙。所以在這邊重要的關鍵點即孩子的「意圖」，若他們可以正確反應，但卻缺乏嘗試的動機，我們不會給予增強（也就是他們確實要出現嘗試的動機才行）；但若是他們願意嘗試（即使意圖並非全然正確，或是出現的反應沒有像先前一般甚至更好），我們就會給予增強。當他們願意表達的意圖持續被增強下，孩子能夠說出字詞或是相似字詞的進步可說是快到令人難以置信。而且我們說的這些孩子，都是先前接受治療但仍無口語表達的孩子。這是我們在最後發表研究結果時，標題使用了「探討無口語表達能力的自閉症孩童『**開啟**語言使用能力（producing speech use）』之歷程」，而非「探討無口語表達能力的自閉症孩童『**獲得**語言能力（acquisition of speech）』之歷程」。因為他們學習速度之快，似乎顯示了這些孩子其實是有能力說出一些話語，但起先是不願意嘗試表達。

雖然我們希望這些孩子可以不用透過教導就出現完整的語言表達能力，但事實並非如此。相反地，他們確實需要被教導，但我們可以透過上述的方式讓他們用非常快的速度學習，甚至可以逐漸跟上一般孩童學習語言的速度。此外若順著這樣的治療策略，自閉症孩童（此時已處在逐漸跟上一般孩童的狀態）也就不需要透過特別的治療介入，開始能夠透過觀察，來學習身處環境中出現的新詞彙。這也是另外一個附帶的正向結果。

在發現這些能誘發孩子動機的變項後，似乎也告訴了我們，當初從一九六〇年代起，對於孩子模仿能力的核心領域行為之探索，似乎找到答案了。這也就是當孩子的動機足夠時，他們將會開始模仿，並且開啟了後續廣泛與快速的學習能力。因此這些研究結果再次告訴我們，孩子要能夠開始透過一些方式（如模仿）來學習重要能力，動機便扮演了一個關鍵核心的因素。

◆將需要新學習的內容與熟練的項目混合搭配

另外一項關於動機的重要因素就是將簡單與困難的學習項目平均分散，在一個重要的研究中，鄧拉普（Dunlap, 1984）指出自閉症孩童在動機方面的一大問題，乃在於教導他們學習特定目標的教學方式。這指的是，我們總是把教學的重點放在要讓孩子學會他們原本不會做的事情。這樣的觀點雖然乍看是合乎邏輯的，我們在教學上確實很容易不斷重複教導孩子新且困難的項目，而不太去注意這些孩子是否感受到過高的要求或是挫折感；對於自閉症孩童來說，這種狀況應該更為明顯。但若是其中有孩子出現了習得的無助感，那麼這樣的方式將會是場災難。然而我們發現若是將要孩子新學習的項目與孩子已經學會的內容混合在一起，孩子就會變得更有動機去學習困難的新事物。

我們把這樣的歷程稱為將需要新學習的內容與熟練的項目混合搭配。而且相較於只教導孩子新項目而言，即使我們把孩子已經學會與需要新學習的項目以七比一的比例搭配，還是可以看到孩子有很大的改變。而回過頭來看，這樣的結果是有道理的，也就是當人們有學習動機時，速度自然就會變快；而若是他們的動機是在於遠離治療情境，那麼即使孩子透過教導真的學到東西，學得也很有限。因此有別於過往要不斷教導孩子學新項目的概念，若將大量孩子已經具備但需要維持的學習項目分散在學習歷程中，即使中間仍舊會不時出現一些困難的新學習項目，還是能讓孩子投入並且感到興奮。

卡爾、紐森與賓可夫（Carr, Newsom, & Binkoff, 1976）也發現了類似的結果，若我們把孩子需要學習的內容暗藏在許多簡單的要求之中，最後我們會發現孩子可以順從應當學習的內容，即使先前會用一些激烈方式來逃離學習的孩子，其順從性也確實增加了。這樣的治療策略在其他類型孩子身上也有同樣的效果。舉例來說，辛格等研究者（Singer, Singer, & Horner, 1987）發現，若先給予智能障礙的孩子一連串簡單的學習項目後，他們會變得願意進行一些原先排斥的困難項目。有些學者將這樣的現象稱呼為行為動力，所謂的行為動力指的是學生們有動力去嘗試進行一些學習項目，而會有這樣持續性的動力，就是因為我們把困難或較新的學習內容加到一連串簡單的學習內容之中，讓孩子覺得學習困難或新的學習項目不再那麼艱鉅。

◆變換學習項目

跟上一個技巧相近的概念就是變換學習項目。進一步來說，我們發現相較於讓孩子不斷進行某一項學習項目的重複演練模式（drill-practice format）來說，若我們不斷變換學習項目，孩子會更有動機去學習，甚至會學得更快（Dunlap & Koegel, 1980）。也就是孩子透過這樣的方式將可以有更正確的學習反應、反應的比例增加，以及有更正向的情緒感受。而這也是我們希望看到的，孩子在快樂學習的同時，也能有好的進展。

後續針對此現象的思考，這結果是合乎邏輯的。例如我們可以想想，有多少正常發展的孩子在學習大小的概念時，是坐在一張桌子前，然後重複指出哪一個東西比較大，或哪一個東西比較小的呢？答案應該是很少吧。一般正常發展的孩子，在學習時通常是自然暴露在大小或其他概念的學習情境中，而不會一次只有一個概念的教學。所以或許我們也不需訝異於上述提到的研究發現，因為正常發展孩子的學習方式似乎也是我們教導自閉症孩童的最佳策略。這個策略就是在孩子每天的生活情境中分散學習項目，比起只讓孩子坐著然後不斷針對相同學習內容重複演練而言，似乎可以帶來更少的挫折感與想逃避的心態。此外，這樣的安排對大人來說，也是更有趣的呢！

◆誘發動機整合治療模式

前面我們提到的策略技巧都與誘發孩子的動機有關，而且對於自閉症孩童來說有明顯的學習效果。這也引發了我們兩個想法。

第一，對於能發現這些與誘發動機有關的變項確實讓我們很開心，因為在沒多久之前，要讓自閉症孩童有動機去嘗試一些困難的學習項目（例如社交性的溝通）幾乎是不太可能的，但現在已經有許多不同的策略是可行的；也就是要讓孩子願意和他人交談變得比較簡單，這結果確實讓人感到振奮。

表5　在核心反應訓練中誘發動機技巧的恰當與不恰當範例

策略	目標	不恰當的例子	恰當的例子
順著孩子的選擇	學習認識顏色	使用較制式化的物品來教導孩子辨識顏色，例如使用西卡紙來教導孩子認識紅色和白色	使用孩子喜歡的玩具或物品來教導他們命名顏色，例如使用消防車來教導孩子認識紅色和白色

策略	目標	不恰當的例子	恰當的例子
分散已學會與需要新學習的項目	完成回家功課	只練習新學習的減法習題	把許多對孩子來說簡單且喜歡的題目跟部分的減法習題混雜在一起練習
直接且自然的增強	學習區辨快與慢	在孩子面前用不同的速度揮動鉛筆，然後讓孩子針對不同的揮動速度判斷快或慢	跟孩子玩丟球，然後讓孩子要求對方要以快或慢的速度丟球，然後隨著孩子的要求將球丟出
	說出『這是——？』等類型的問句	當孩子指著某個袋子並說出「這是什麼？」後，給孩子M&M巧克力，並回應「這是個好問題。」	當孩子指著某個袋子並說出「這是什麼？」後，從袋子內拿出孩子喜歡的物品
	順從他人的指令	給孩子看一本圖畫書，並請孩子「手手摸杯子」，而若孩子做出正確反應後則說「做得很好喔」並翻至圖畫書的下一頁	請孩子「手手摸杯子」，而孩子確實能做出碰觸杯子的反應後，治療師就把杯子給孩子，並且在杯子內裝一些果汁
增強孩子的嘗試意圖	說出第一個字	當孩子看著球發出「ㄑㄧ」的音之後，引導孩子說出完整的「球」	當孩子看著球發出「ㄑㄧ」的音之後，立即給孩子那顆球

第二，我們也很好奇究竟這些跟動機有關的變項會怎麼發展，在它們之間是否存在著什麼樣的關係？更進一步來說，或許可以將這些變項融合成一個整合性的治療模式，而這樣的整合將會對孩子的學習極具影響力，但同時我們也擔心這樣的想法似乎頗難以落實。令人驚訝的是，當我們確實將這些變項做了整合，並以互不衝突的方式進行後，整個整合治療的運作歷程就像是與正常發展孩童在互動般自然。雖然這是一個很有系統的方法，卻可以在過程中彷彿與孩子共度一段美好的玩樂時光。這樣的成果使得這種治療方式對許多治療師、老師、臨床工作者、父母與其他相關人士來說，都非常具有吸引力。處罰不再是必要的，且孩子可以學得很快。

簡單來說，我們以傳統、單一嘗試的方法為根基，然後再有系統地加入「讓孩子選擇、自然增強物、分散難易度、變換學習項目」等變項，結果得到很戲劇化的治療效果。甚至能讓部分先前沒有口語的自閉症孩童開始出現一般性的對話（R.L. Koegel, O’Dell, et al., 1987）。相較於僅使用單一嘗試訓練方式而沒有納入任何動機變項的治療方法來說，加入動機變項的治療也使得孩子的學習速度神奇地增加；此外孩子也可以在更多不同的情境使用他們已經具備的語言詞彙，這也讓我們發現這些孩子不僅學到了這些語言詞彙，而且他們也更有動機把這些語言運用在不同情境。

這其中或許最重要的事情便是，孩子對於治療有更正向的情緒感受（從研究中的情緒量表中得知），因為他們不會想要逃避、遠離治療，或是在過程中表現出很多的干擾行為。他們有更多的微笑，對治療更感興趣、更加投入，也因此才能有更快速的進步。另外一個強化治療效果的因素就是在執行核心反應訓練的過程中，父母的情緒也更為正向，因為我們看到他們也更加喜愛治療的過程，也有更多的微笑，和孩子的互動品質也更好，且感受到較少的壓力，無形中也提供孩子更多學習的刺激。

從〈前言〉中你可看到我們研究中心與其他相關單位都針對這個誘發動機治療模式的各個變項進行檢驗，而檢驗的結果都一致認為當孩子的動機被提升後，他們可以學到比我們原先預期更多的東西。也就是動機一旦被誘發，孩子將可以在語言、社交行為、學業表現、相互協調注意力、象徵性遊戲（symbolic play，如扮家家酒）等方面都有顯著的學習與改變。此外孩子的正向情緒、對學習的興趣與熱忱也都有戲劇性的提升。事實上，孩子在學習過程中將不會有那麼多像是哭泣、發脾氣等負向情緒，取而代之的是正向的情緒反應，如微笑、大笑，甚至會出現我們治療最期盼出現的反應：主動開始與人互動。

迷思：自閉症孩童透過重複演練的學習最能改善他們有缺陷的能力。

真相：若能將誘發孩子動機的治療程序融入整個治療歷程中，將可以有效減少孩子的干擾行為，並且增加孩子正向的感受與學習的速度。

落實於日常生活之中

要讓誘發動機的治療程序確實落實在生活之中，你必須要做的第一件事就是製造可能的機會。因為即使給予自閉症孩童可能會有動機的因素，他們大多數不會主動要求治療的介入，也就是你不會看到他們在治療的初期就出現主動與他人互動的表現（詳見第4章的說明），而且你可能會看到的是，孩子還是會想盡辦法沉浸在做自己的事情，以避免需要與他人溝通互動。所以製造溝通或是其他要孩子學習項目的機會管道是很重要的，因此你需要更為主動，並且思考任何可以引發孩子動機的方式。例如若孩子喜歡坐車子兜風的話，那麼我們就可以讓他在每次真的想要坐車時，必須要有所表達才能真的執行，而當孩子愈來愈能夠表達後，你就可以在坐車過程中要求孩子多做一些反應，像是要說出「把鑰匙拿出來、繫上安全帶、發動引擎、出發」之類的話語。

我們治療過一個很喜歡跟爸爸坐車兜風的小孩，他們習慣在出發前從10開始倒數：10－9－8－直到1為止，然後全家人會發出火箭發射的聲音，接著爸爸就會開始開車，整個過程可以讓孩子開心學會倒數。另外若是孩子對乘法有學習上的困難，我們就會邀請家人把這項學習融入開車遊戲中；過程中不會叫孩子從10倒數，而是從10乘以1、10乘以2（10、20、30、40、50、60等等）的方式類推，直到孩子乘到100為止，然後一樣發出火箭發射的聲音，並開始開車。我們會持續這樣的方式大約5次左右，然後再轉換到其他數字的練習。透過這樣的方式，需要經常練習的無聊乘法就會變成有趣的家庭遊戲了。

如果你是一名老師，想想看這個糟糕的情況：在學校內，幾乎所有自閉症孩童只能在一個小時內有一次的機會可以進行口語表達，這不是印刷錯誤，真的是一個小時只有**一次**的機會。如果看到這邊你有驚訝的感覺，那麼你很可能是一個例外，因為許多老師只在班上整天課堂時間內，每小時提供自閉症孩童一個說話的機會。而有自閉症診斷的孩子因為在語言溝通上已經有顯著的缺陷，所以他們其實更需要一致與頻繁的機會進行口語表達，所以老師可以開始嘗試在班上建立一個讓孩子有固定表達的機會。舉例來說，如果班上有自閉症特質的孩子，而她喜歡跑到教室外玩耍，那麼讓她開口表示想要外出、自己打開門、告訴老師她要去外頭做什麼等等的行為，就是可以讓她練習的內容。此外午餐與點心時間也是讓孩子練習提出要求的好機會，孩子可以開口表示自己想吃些什麼；另外對於一些對玩具較不感興趣但很喜愛點心的小朋友來說，我們給予洋芋片時可以一片片給，或是把三明治切成更小塊，讓孩子有更多的機會開口表示自己想要吃這些點心。這裡的目標是希望讓孩子在午餐或點心時間時成為一個好的溝通表達者，而這樣的策略將可以讓事情從開始到結束都很順利。

在一開始，大多數你製造的機會都是跟孩子想要的物品或活動有關，而這是一個簡單但卻很重要的開端，因為他們會學習到，雖然說話是件困難的事情，但卻可以讓我得到我想要的東西。隨著時間的演進，當孩子對於溝通變得更有興趣時，你就可以開始思索製造更具社交意義的活動。重要的是，你要先找出如何在孩子每天的日常互動中納入本章節提到的誘發動機技巧，其實這些技巧是可以在孩子每天的活動當中運用，像是學校功課。當你確定要讓孩子練習的活動中包含了自然增強物，那麼這樣的活動將會更具意義。而身為老師或父母，在你看到孩子成為一個熱忱且充滿興趣的學習者時，你將得到更開心的感受，而這一切會在你把這些誘發動機的技巧融入孩子要學習的事項時發生。

問問你自己

◆父母

1. 在與孩子互動時，我有試著讓孩子選擇嗎？
2. 我有把簡單與困難的學習活動均衡分散在每次的互動中嗎？
3. 我有針對孩子的嘗試意圖給予增強嗎？
4. 在我嘗試教導孩子的活動中，是否有從活動中思考如何運用自然增強物呢？
5. 在孩子整天的活動中，是否有出現任何讓孩子必須開口表達的時機呢？

◆老師

1. 在學生的課程中是否有納入能引發學生動機的活動呢？
2. 在與學生互動時，我有試著讓學生選擇嗎？

3. 我有針對學生的嘗試意圖給予增強嗎？
4. 我有把簡單與困難的學習活動均衡分散在每次的互動中嗎？
5. 我是否有讓學生從活動中獲得自然增強物，然後得到一個有意義的結果呢？
6. 我是否讓學生在一天的學校生活中有任何必須開口表達的機會，並讓學生得到一個有意義的結果呢？

3 如何減少孩子的干擾行為

在不久之前，我們團隊曾經和來自美國各地的父母與專家合作，他們是一群很棒且致力於自閉症兒童、青少年、成人等治療領域的人士。我們在合作的過程中討論了不同的治療模式，其中一位來自美國東岸的家長一度看著我們並說：「我認為你們團隊似乎主要都著力在高功能自閉症孩童的治療上，所以應當是沒有遇到過充滿混亂干擾行為的孩子吧。」以上確實是這位家長述說的完整內容。當我們聽到這樣的說法時，幾乎快從椅子上跌下並且笑了出來。我們回覆這位家長，如果這樣的觀點是真實的，那是不是代表了在聖塔芭芭拉市（我們已經規律且直接與這個地區的自閉症孩童進行一段時間的接觸與治療）的孩子都是生來就不會有任何擾亂行為呢？當她聽到我們的說法時，也立刻跟著笑了出來。

雖然我們開了這樣的一個玩笑，但接受我們治療的自閉症孩童，確實也如同上述家長所說，是較少干擾行為的，但這不是因為他們生來如此，而是因為我們使用了前面章節提到的誘發動機治療程序。這樣的結果告訴我們，只要孩子覺得治療過程是有趣的，他們就不會那麼容易出現干擾行為。

接著，你可能也會感到疑惑，為什麼不是每個人都使用誘發動機治療程序呢？原因即在於訓練治療師的困難度。因為要訓練一個人拿著事先印製好的圖卡，並詢問對方「這是什麼？」是件容易許多的事情；但相對地，若要訓練一個人嘗試去順著孩子的興趣、尋找孩子感興趣的物品、在孩子已經學會的事物中尋找可以加入的新學習刺激，並能在孩子表現後給予有效的自然增強物，則是件極為困難的事情。雖然上述訓練內容乍看簡單且有道理，但幾乎大部分的治療師在接受訓練之前沒有人能夠完全符合我們的執行標準，即使只要求做到執行標準的80％都不太有人能夠符合，且我們團隊訓練的治療師當中大多是擁有碩士或博士學歷的；因此這確實是件不容易的事情。此外，對每個孩子使用一個標準化的治療程序，確實是較為簡單的事情，但對孩子來說卻不是最有利的學習方式。更重要的是，只要誘發動機治療程序確實正確地運用，我們幾乎不太看到孩子有干擾行為的出現。

我們可以這麼說，對於大多數的孩子來說，干擾行為真正的目的就是想要進行溝通。因為自閉症孩童在溝通領域上確實有其困難，而這樣的困難會在他們感到挫折、疲憊、飢餓時，或是在面對其他各種不舒服的狀態下變本加厲。可想而知，當一個人無法透過溝通來表達自己這些不舒服的感受時，那麼他就會想要透過干擾行為表達自己的狀況，特別是當這些干擾行為在過去或現在確實能帶來一些效果。因此處理孩子干擾行為的解答，在於瞭解孩子行為背後的動機。孩子絕對不是因為特質不好才出現干擾行為，他們這些行為幾乎都是想要逃避過於困難的任務，或是想要引起注意但卻無法用適當的言語表達。事實上，我們也看到了許多學齡階段的自閉症孩童是想要和同儕互動的，只是他們用了一些比較不恰當的行為。

一般正常發展下的干擾行為

干擾行為的現象並非只單純發生在自閉症孩童身上。若我們思考一般正常發展的孩童，其實在嬰兒時期，一開始也都是用哭泣來與他人溝通，這也是他們所知道的唯一辦法。然而當他們開始學會說話後，哭泣的行為似乎也就奇妙地減少了。但這些長大後的孩子仍舊在某些時候會退回到用哭泣作為溝通的原始狀態，而他們的父母在看到這樣的狀況後，通常會對小朋友說「請用嘴巴說」、「不要用哭的」，透過這樣的提醒並堅持到底，孩子最後就會開始使用較進階的溝通方式，也就是透過口語進行表達。比起用哭的方式表達，口語表達在真實世界中是較被接受且具社會意義的方法。而且使用某些字眼進行表達更是特別有效，在本書的第4章中探討主動與人互動的部分時，我們會教導孩子在面對困難的事情後，可使用「幫忙」這個詞來開啟與他人的互動。

當孩子學會正確使用他們的語言，將會發現若要得到自己想要的東西時，語言便是非常有用的工具，他們也會知道不需要再退回到早期的溝通模式，例如亂發脾氣等等。然而對於自閉症孩童來說，主要的困難即在於學習說話對於他們來說本身就有其難度存在，這也是核心反應訓練為什麼如此具有價值，因為我們的治療訓練核心就是希望能夠誘發孩子說話的動機，而且希望透過主動說話來減少干擾行為。

現在讓我們進一步來思考孩子如何透過干擾行為引起他人的注意。在這之前，我們要再次提醒動機以及主動與他人互動之間的關係：當孩子內在具有動機，那麼教導孩子主動與他人互動並引起他人注意就會是件簡單的事情。例如我們可以教導孩子說出「你看！」這樣的句子來讓她的父母注意她在做些什麼，另外還有許多主動與他人互動的方式也可以帶來其他有幫助的結果。舉例來說，詢問問題不僅僅是引起他人注意，同時也能獲得知識。即使是少部分幾乎沒有口語能力的孩子，還是可以教導他們透過一些符號、圖卡或是電腦設備來進行適當的溝通，我們只要記得教導的這些方法必須與原本的問題行為具有相同的功能，也就是能用來溝通。

再來我們要記得一件重要的事情，當一個孩子出現干擾行為，背後一定有原因存在，這個原因通常跟孩子的習得無助感有關。而且這個干擾行為通常得到的結果是有用的，甚至可能會得到大人的幫助與回應。然而當我們透過誘發動機的治療方式讓孩子知道什麼樣的方式更能夠達到功效之後，干擾行為將變得不再那麼必要。許多運用行為功能分析的研究指出，任何孩子的問題行為都無法被輕描淡寫帶過，它們背後必然有重要的原因存在。其中自閉症孩童的干擾行為大多具備逃離與躲避的功能。這指的是，他們想要逃離或躲避困難的社交溝通情境、困難的學習情境等等。而在運用核心反應訓練下，我們假設當孩子對於社交溝通以及學習表現的動機被誘發後，他們將不會再使用這些干擾行為來做為逃離或躲避之用。相反地，他們將會更有動機於進行更適切的行為表現，因為他們不會想要中斷這些讓他們感到有趣且具有動機的活動。

因此對於自閉症孩童來說，思考如何引發其動機就更顯得重要，因為這將是減少干擾行為的重要關鍵。如果真的妥善運用核心反應訓練，大家將會對於孩子干擾行為的減少，以及有動機進行適當反應的結果感到驚訝。這樣的收穫則是在使用核心反應訓練後帶來的附加價值。此外通常也可以聽到人們觀察這些訓練方法的運用之後說：「這個孩子之前總是出現一大堆的干擾行為，並且有愈來愈嚴重的趨勢，但後來怎麼會轉變成一個那麼可愛的孩子，這中間到底發生了什麼事情呀？」這個問題的答案十分簡單，那就是孩子開始有「動機」面對他所需要進行的事情。

處理孩子干擾行為背後的科學觀點

為了要瞭解為何核心反應訓練對於干擾行為的處理是如此適合，我們將透過一位總是用干擾行為逃避學習的孩子做為說明。運用核心反應訓練的背後思維，就是希望能夠引發孩子對於特定學習項目的**動機**，以使得孩子不會想要逃避學習。讓我們回想第2章中提到關於溝通的治療過程，在一個相關的研究中，我們運用了核心反應訓練（過去被稱做自然語言典範）做為教導沒有口語能力的孩子說出第一個字的策略（

R.L. Koegel et al., 1992），在這之中我們比較了兩種治療情況，第一種情況是我們在過程中運用了核心訓練的誘發動機治療程序，而另一種情況則是使用單一嘗試訓練模式而沒有融入誘發動機的原則；你還記得結果是什麼嗎?結果明確地指出，當誘發動機的治療程序被運用到其中時，干擾行為幾乎是完全消失或大量地減少。

過程中我們其實並沒有將治療重點直接放在干擾行為之上，而這樣的附加效果事實上是帶來很大的改變，因為當干擾行為消失了，治療者就可以專心將重點放在教學上，而不用不斷處理孩子的干擾行為（像是需要不斷述說著「把手放下來」或「不要尖叫」等等）。而若將這樣的效果放到學校中來看，我們常常看到自閉症孩童因為他們的干擾行為而被老師要求離開教室，或是被放在班上的隔離區，這樣的處理方式卻往往增強了孩子的干擾行為，特別是當這些行為是用來做為逃離或避免某些困難的學習項目。

類似的結果在另一個研究中也可以看到，在研究中我們的治療重點是教導一些在語言構音（articulation）上有困難，且讓人較難理解其表達概念的孩子進行發音的學習（R.L. Koegel, Camarata, Koegel, Ben-Tall, & Smith, 1998）。在治療的過程中，我們意外發現與干擾行為類似的結果。在正式進行此項研究前，我們必須先得到人體試驗委員的同意，這代表了當實驗與人有關時，我們需要先取得特定的認可，這是因為早期一些研究曾出現對人體有不當的影響，有些可能你曾經耳聞過，像是不道德的實驗程序在未獲得受試者的同意下就被執行了（通常是藥物類型的研究）。而對於我們這項研究，在徵求人體試驗委員同意的文章中，我們提到因為該研究將會使用不同的治療訓練方式，若孩童在我們給予治療介入後反而出現許多干擾行為時，就會停止這項治療。

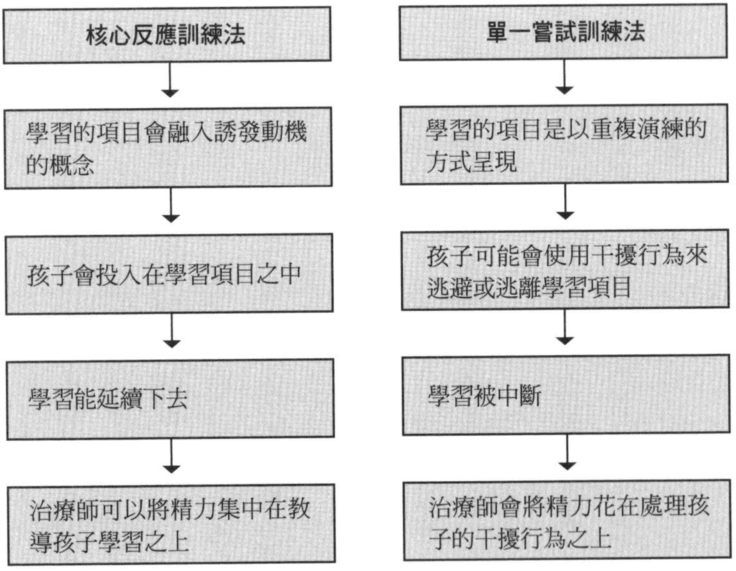
核心反應訓練法
學習的項目會融入誘發動機的概念
孩子會投入在學習項目之中
學習能延續下去
治療師可以將精力集中在教導孩子學習之上
單一嘗試訓練法
學習的項目是以重複演練的方式呈現
孩子可能會使用干擾行為來逃避或逃離學習項目
學習被中斷
治療師會將精力花在處理孩子的干擾行為之上

圖 5　核心反應訓練法與單一嘗試訓練法的比較

當我們依循這樣的概念在進行治療時，發現若依循一般的單一嘗試訓練法（未加入誘發動機的概念），孩子干擾行為的出現頻率將會不斷增加，也使得許多治療必須中斷。但若運用核心反應訓練的概念，這些接受治療的孩子幾乎沒有出現干擾行為，他們對於治療訓練是感到開心的，也使得他們更有動機學習這些治療內容，且對他們來說最不想發生的事情就是停止任何一項治療訓練。有些父母還告訴我們，當他們的孩子被告知自閉症治療中心在假日是休息沒有上課時，他們會顯得沮喪難過的呢！

干擾行為常見的功能

- 避開困難的學習項目。
- 逃離困難的學習情境。
- 獲得他人的注意。
- 獲得自己想要的事物。

問問你自己

◆父母

1. 在什麼情況下孩子會出現干擾行為，而在這些情況下，是否運用了誘發動機的治療概念？
2. 我的孩子是否會透過干擾行為來得到他／她想要的東西呢？

◆老師

1. 在所有的課程中是否思考到如何引發學生的動機，並藉此降低學生出現干擾行為的可能性呢？
2. 我是否思考過如何調整自己的教學模式，好讓每天的每個學習活動中都融入誘發孩子學習動機的內容，並使得學生不會耗費時間在干擾行為之上？

4 如何教導核心領域中主動與人互動的能力

若是沒有老師或父母的要求，羅素很少主動出現社交行為。他似乎對其他人完全沒有興趣，所以必須經常引導他，才能使他與其他孩子有所互動。他懂得的詞彙相當多，能瞭解不少語句，也能夠以簡單的句子回應他人。你可以給予他任何建議來幫助他交朋友嗎？

在前一個章節裡，我們討論了如何透過誘發動機治療程序來讓孩子開始使用表達性溝通，以及找到孩子喜歡的特殊物品、創造教學的機會與提供自然增強物等重要的概念。在我們的經驗中，對於那些在進行介入前還沒有口語表達能力的孩子而言，若在3歲前就開始進行介入，並將誘發動機的治療元素納入介入計畫中，則多達有95%

的孩子會發展出口語表達能力。若在3歲至5歲間開始進行治療介入，則將近有85%至90%的孩子發展出口語表達能力。若沒有口語表達能力的孩子在5歲之後才進行介入，那麼改善的比例將會降低（大約有20%的孩子會發展出口語表達能力）。但這不表示你那已經5歲卻仍然沒有口語表達能力的孩子就沒有希望了。事實上，在這階段之後的孩子大約仍有20%對治療介入有很好的反應，而其餘的孩子，通常仍舊可藉由一個合併誘發動機治療策略的良好擴大性溝通教學計畫，來學習怎麼與人溝通。

若你現在看到一個自閉症孩童能夠在生活中用他自己的方式穩定地與人溝通，實際上的情形，可能就像大部分的自閉症孩童一樣，他是在有限的基礎上與人溝通。他大部分的溝通可能是用來提出要求，這其實不難理解，因為他一直以來被教導的就是這些。所以他現在知道，每當想要某個東西的時候，他就必須使用那些恰當的字詞，或至少表現出真心努力想要說出一個字的意圖。而在其他時候，自閉症孩童會為了要拒絕某些行為而與人溝通。如果不想要做某些事，他們會說「不要」，或若是覺得已經參與了夠多的社交性互動，他們會說「再見」。但僅只如此而已，當孩子進行溝通時，大多數不是為了提出要求就是為了拒絕，通常他們不能意會到，其實進行溝通可以單單只為了社交的樂趣。這就是為什麼我們要教導孩子主動與人互動的能力。

在我們開始討論如何教導主動與人互動能力的具體細節前，讓我們先大略談一下什麼是主動與人互動的能力。發展正常的孩子在小時候（非常小的時候），就會開始使用主動與人互動的能力。即使是在前語言期的孩子也會藉由手指頭指著某個東西、看看那個東西，再回頭看看他們的父母等方式來開啟與父母的互動，而這種互動在自閉症孩童的身上十分罕見。

語言發展正常的孩子在1歲左右開始會以手指頭指著某個東西說：「啊？」。「啊」這個字是孩子開始發展語言時，早期會出現的字詞之一，因為大人經常把東西秀給他們看並且問：「那是什麼啊？」用以鼓勵孩子說出這些物品的名稱，他們因此學會運用這種方式進行溝通。但他們還沒有學會如何將一個一個的字合併成詞彙，所以說出來的話通常相當簡單，常常就是單一個字而已。然而，這仍舊有溝通的效果，當小小孩指著或看著某個東西並對大人說：「啊？」的時候，大人就會告訴他／她那個東西的名稱，而小小孩就開始漸漸能說出大量的詞彙。在沒有任何特殊的訓練或教導下，如此有趣的事情就這樣發生在大部分發展正常的孩子身上。這種很早就開始出現的基本詢問是一種社交，而且是由孩子主動的。

事實上，有些孩子因為經常用這樣的方式來開啟與他人的互動，使他們得以學會相當大量的詞彙，而他們的父母若能夠針對孩子問的問題給予回應，協助孩子說出那些物品的名稱，並同時告訴他們更多的相關資訊，孩子也將開始學習語言（學習如何將字詞合併成句子）。舉個例子，讓我們來看看小布列塔尼，她是一個發展正常的孩子，幾個月前開始會用手指頭來指東西。現在她指著桌上一個奇特的東西說：「啊？」媽媽或爸爸就會告訴她那個東西的名稱：「蠟燭。」小布列塔尼則用類似的字，像是「那讀」來回應，媽媽或爸爸也許會接著說：「對了！寶貝，這是根長蠟燭；是根又大又長的蠟燭。」藉此父母不僅告訴她那個東西的名稱，也幫助她擴展了她的語言發展。這就是發展正常的語言學習者學習的過程。

但令人驚訝的是，患有自閉症類群障礙症（autism spectrum disorder，自閉症的完整診斷名稱）的孩童在這方面遇到了問題，他們大部分都沒有發展出這種開啟互動（initiations）的能力。這也許是因為我們剛開始都教他們對極度想要的東西提出要求，而不曾教他們如何開啟互動。另一個原因可能是這類型的開啟互動是非常社會化的，因此對自閉症孩童來說便是極具挑戰性的互動方式。相對地，許多發展正常的孩子即使已經知道那個東西的名稱是什麼，仍會單純為了社交互動而重複地問：「啊？」因此，這群有社交溝通障礙的孩子（他們在學習字詞及從事社交互動上都遇到相當大的困難），也許就不會單純為了有趣而想要開始社交及口語的互動。不管是什麼原因，這些孩子要不是完全不會使用這類的口語來開啟互動，就是無法恰當地使用語言，來與他人產生良好的互動關係。更糟的是，他們不像其他孩子一樣，會藉由提問學習許多極為重要的字詞以及其他相關的語言訊息。

另一個問題是關於長期預後的部分。前一陣子我們做了一些研究，在研究中，我們觀看了一些自閉症青壯年及青少年在學齡前時期的錄影帶，而會進行這個研究的靈感是來自某次當我們從這一棟大樓要走到另一棟大樓時突然冒出的想法。這些原先已經被我們裝箱的舊錄影帶，其實非常老舊而且體積很大，它們是在攝影機的尺寸縮小到可以輕易地放在小包包裡之前所製作的。事實上，這些錄影帶甚至已經老舊到快要沒有播放器可以讓我們觀看了。有一天我們在校園裡散步時，我們開始討論起該如何處理這些錄影帶，也聊起了錄影帶中的那些孩子。琳恩認為，在這些錄影帶中有許多的故事，而且錄影帶中的孩子現在都已長大成人了，所以它們是很珍貴的。鮑伯則開始回憶起那些孩子進入學齡階段接受教育時的心酸血淚史，像是有些孩子在擁有最著名、最新介入方案的大學裡，日以繼夜地接受包含有親職教育、校園資源整合與日常生活治療等整合性方案的介入。這些孩子擁有所有讓我們對於他們未來發展感到樂觀的指標，包括具有口語表達能力且智力分數在50以上（這是兩個預後良好的指標）。另外有些孩子擁有極佳的學前預備能力（preacademic skills，亦即要進行學科學習之前具備的能力表現，如讀、寫等等），而且他們的父母也都很有決心積極投入在治療當中；這些孩子大多數在長大之後都沒有自閉症的症狀了。

但是，這些孩子之中的柴斯怎麼了呢？桑迪和賴瑞又怎麼了呢？似乎有些地方出了差錯。我們不知道為什麼，這些孩子最後被安置在機構中，而且需要持續的監督。他們依然有攻擊及干擾行為，或完全沒有社交行為，無法參與任何社區活動。這是怎麼發生的呢？柴斯怎麼會在3歲的時候可以閱讀，最後卻變得懶散且無法學習簡單的工作技能呢？桑迪又是怎麼了？她的鋼琴彈得可以媲美職業鋼琴家，但最後卻被安置在有持續性監督的居家照護中，為什麼她變得如此具有攻擊性以至於完全無法離開家呢？而賴瑞呢？一個具有豐富口語表達且被充分接納的小小孩，為什麼現在卻有這麼多的干擾行為，使得他的父母完全無法帶他出門呢？我們並不同意「這樣的事就是有可能會發生」的說法，但我們同意他們接受過的治療介入計畫對他們而言是無效的。

同時我們也從記憶中搜尋另一些孩子來進行討論，這些孩子在學齡前階段的特質與上述三個孩子的特質完全相同，但在介入計畫實施之後卻有良好的表現。傑克在高中畢業時上台演講，擁有一個很要好的朋友，而且熱愛團隊運動。泰森在大學取得優異的成績後，成為加州頂尖的網球選手之一。琳賽一直到高中都是個受歡迎的孩子，喜歡當保姆，在網路上發表電影評論，而且她得到了夢寐以求的工作，成為一個律師助理。這樣看起來，似乎有個問題擺在我們面前：至少在我們的記憶裡，我們在相同的時間裡，對這些聰明的學齡前孩子進行了相同的介入，而且他們都在介入中有良好進展，也獲得相當不錯的成效，但為什麼這些孩子最後的結果會有這麼大的差異呢？

我們所努力的方向，就是企圖找到是什麼原因讓這些孩子長大成人後開始變得**如此**不同。在我們進行回顧時，我們刻意挑選長期預後有極大差異的孩子，他們的預後不是非常好就是非常差。這些有良好預後的孩子在長大後不是去工作就是上了大學，他們有許多朋友、會到朋友家裡過夜、參加生日派對或講電話等等。他們基本上幾乎不太有自閉症的症狀了。相反地，那些預後不佳的孩子住在被隔離的環境中，沒有朋友、失業、無法上大學（他們幾乎也無法完成高中學業），而且大部分的時候他們都需要持續性的監督。當然，在這些表現有極端差異的個體之間，其預後在程度上有很大的差異，而這正好回答了我們的疑問。我們最有興趣的就是在這個預後的連續向度上，比較這些表現有極端差異的群體，看看有什麼是我們可以學習的。

我們把所有的舊錄影帶轉到新帶子上，好讓我們可以進行觀看及評估。當轉錄帶子的工作一完成，我們就立刻開始進行評估。請記得，所有的孩子在5歲以前都有口語表達能力，智力分數都超過50，並且開始可以合併字詞成為簡短的句子。你可以想像到的各種不同的變項，我們都觀看了，像是遊戲、自我刺激行為、回應及溝通的能力等等。當資料呈現在我們眼前時，我們察覺到，雖然所有的孩子都是聰明的，並且可以被動地回應他人，但是在那些預後不佳以及有良好預後的孩子之間仍有顯著的差異。特別是那些預後愈好的孩子，他們愈常主動開啟與父母的互動，他們會從房間的四周圍拿玩具或其他物品來給父母，邀請父母跟他們一起玩，也會以口語開啟與父母的互動，或是指指其他東西吸引父母的注意力。這些孩子在學齡前就會自發性開啟與父母的互動，這部分與預後不佳的孩子有很大的不同。我們很容易被預後不佳這組孩子的行為表現迷惑，因為當有人開啟與他們的互動時，他們可以很容易地做出回應。但當我們更仔細去觀察時，發現他們就是不會自己開啟許多（或任何）的互動。而這似乎就是兩組孩子的差異。這指出了一個事實，孩子的介入計畫需要包含積極促進他們開啟人際互動的能力，尤其是他／她完全沒有這方面的能力時，更是需要這麼做。

下一個步驟就是驗證我們的理論。我們決定選擇一組孩子，在進行介入前，這組

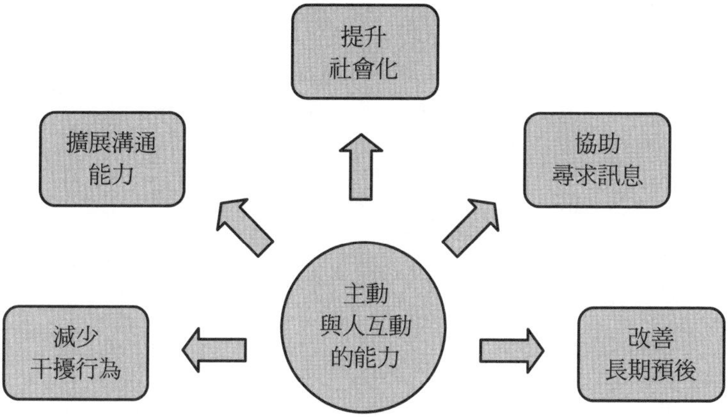

圖 6　教導主動與人互動能力的附帶效果

孩子的特質與當初預後不良組的孩子相同，他們都有口語表達能力、智力分數超過50，並且會開始合併字詞成為短句子。然後，我們教導他們一系列主動與人互動的技巧，再看看他們是否也能夠有良好的長期預後。

我們針對介入方案的內容進行了一陣腦力激盪，並且決定從教導孩子詢問：「那是什麼？」做為開始，因為這是發展正常的孩子在早期會出現的典型行為，而且也是在我們舊錄影帶中那些預後不佳的孩子明顯缺乏的行為。我們從念故事書開始，因為認為對於家長而言，念故事書以及命名圖片上的物品會比較容易進行。但這完全就是場災難。孩子不但不問問題，甚至看起來一點都不享受參與這個活動。我們持續了一或兩週，每天固定進行，但是完全無法讓他們熱衷於這個活動。有一晚，我們在家裡開始討論這個問題，鮑伯認為我們應該要使用更能誘發孩子動機的東西。於是我們從頭來過，不斷思考怎麼樣可以讓活動變得更為有趣。最後，我們決定蒐集各式各樣孩子喜歡的玩具，然後把它們放到不透明的袋子裡。使用這種方式的話，當我們引導孩子詢問：「那是什麼？」時，我們就可以把孩子很想要的東西從袋子裡拿出來。如此一來，這個活動在本質上就不單單只是個社交活動（而且壓力還很大），反而孩子可以從袋子裡獲得她真的很喜歡的東西，並且她可能會想：「嘿！其實這樣開始與人有所互動也不壞嘛！」嗯，這行得通喔！實際執行之後發現，不是在第一次治療就是在前幾次的治療裡，孩子就開始問問題了。雖然有時仍需要花比較長的時間，也許是十次或十二次的治療，但大部分的孩子都能在前幾次的治療中就開始問問題了。

有趣的是，有些孩子已經很習慣大人會問**他們**：「那是什麼？」以至於他們一直試圖回答這個問題，他們會說：「袋子」或「糖果」或一些他們希望我們放在袋子裡的東西。即使孩子剛開始一直難以問出問題，但最終他們都能開始問問題。當他們能夠在連續四次的治療中都出現問問題這個行為之後，我們就開始逐步把引導拿掉，取而代之的是稍微暫停一下，讓孩子能夠在沒有引導的情況下自己開始問問題。

表6 如何開啟人際互動的說明

開啟人際互動的問句	目標	程序	例子
那是什麼？	增加詞彙知識量及表達字詞量	將孩子想要的各種物品放進一個不透明的袋子中，並引導孩子開啟詢問：「那是什麼？」然後拿出一個物品並告訴孩子物品名稱。接著逐步增加孩子不知道名稱的物品，最後將袋子拿掉。	孩子喜歡恐龍，所以我們將各種恐龍放到袋子裡面。引導孩子說出：「那是什麼？」把玩具拿給孩子的同時回答：「這是一隻暴龍！」接著將一些中性物品放進袋子裡，最後將袋子拿掉。
在哪裡？	學習一般用來描述位置的介系詞	將孩子想要的各種物品放置在不同的位置（如：裡、外、上、下、前、後）並引導孩子開啟詢問：「在哪裡？」然後回答孩子位置，讓他可以拿到想要的物品。	在孩子開始玩拼圖之前，你把其中幾片拼圖放置在房間的某些地方。當孩子尋找那些拼圖時，引導孩子說出：「在哪裡？」然後以描述各種位置的簡短句子予以回應，像是「在桌子下面。」好讓孩子可以順利找到他想要的拼圖。

開啟人際互動的問句	目標	程序	例子
這是誰的？	發展所有格的使用，包括你的和我的	將孩子想要的各種物品放到他的面前並且引導孩子問：「這是誰的？」我們則回答：「這是你的。」接著引導孩子說出：「這是我的。」然後再將孩子想要的物品給他。	把孩子喜歡的糖果放在桌子上，引導孩子說出：「這是誰的？」接著回答孩子：「這是你的！」再進一步引導孩子說出：「這是我的。」然後再把糖果給孩子。
現在發生什麼事？ 或 現在怎麼了？	增加動詞的多樣性以及運用正確的時態	找到與孩子興趣相關的立體書並操作書上的可動機關。引導孩子對於正在發生的事情開啟詢問：「現在發生什麼事？」或「現在怎麼了？」以及對發生過的事情開啟詢問：「剛剛發生什麼事？」或「剛剛怎麼了？」	若孩子喜歡玩火車，我們就搭火車鐵軌，並拿掉其中一小段鐵軌，使鐵軌中斷。當火車開到斷掉的鐵軌時，引導孩子說出：「剛剛發生什麼事？」或「剛剛怎麼了？」接著我們回答：「鐵軌斷掉了。」然後將鐵軌修好，讓孩子可以繼續玩火車。

看！	說出尋求注意力的句子	找到孩子喜歡的玩具或活動，引導孩子對其他人說出：「看！」然後再給她玩具或讓她從事她有興趣的活動。	若孩子喜歡投籃，我們就讓孩子拿著籃球，但先阻止孩子投籃並引導孩子對同儕說出：「看！」待同儕看向他或說出：「好酷！」然後站到旁邊讓孩子可以投球。
幫忙！	說出尋求協助的句子	找到孩子需要大人協助安裝的玩具或遊戲。引導孩子說出：「幫忙！」然後協助孩子安裝玩具或遊戲。逐步將引導拿掉，讓孩子可以自己說出：「幫忙！」	若孩子喜歡畫畫，我們就將彩色筆和紙放在桌子上。當他嘗試打開彩色筆的筆蓋時，引導孩子說出：「幫忙！」接著我們回答孩子：「好！我幫你！」然後打開彩色筆的筆蓋，將筆給孩子，讓他可以畫畫。

接下來，我們開始逐步把他們想要的東西拿掉，並加入一些他們不知道名稱的中性物品。每當他們想要的東西出現三次，我們就加入一個中性物品。在幾次治療後，我們漸漸縮短間隔，改成他們想要的東西每出現兩次就穿插一個中性物品，接著是每出現一次就穿插一個中性物品。然後我們開始只拿出他們不知道名稱的東西。最後，

我們逐步把袋子拿掉，讓孩子直接對那些在生活中他們不知道名稱的東西提出疑問：「那是什麼？」

這個介入方法奏效了！我們蒐集孩子的生活資料，發現他們會在學校及家裡對父母使用新學到的問句（對很多孩子來說，這是他們生命中所問的第一個問題）。此外，我們很興奮地發現，所有的孩子都可以藉由這樣問問題的行為來大幅增加他們的詞彙量。我們定期評估以找出他們還不會的詞彙，並在介入方案中將這些詞彙穿插在他們喜歡的東西間，任何他們不知道名稱的物品，都會在介入方案中被用來作為中性（目標）詞彙。我們很高興地發現，現在孩子在他們的語言能力方面增加了新的功能（除了提出要求及拒絕外），他們會使用尋求訊息的問句，而他們的詞彙量增加則是另一個美好的額外收穫。

因為在教導孩子學會使用第一個問句之後，他們並不會自發性開始使用任何其他形式的問句，所以一旦孩子可以穩定使用「那是什麼？」的問句後，我們就繼續進行第二個問句的教學。我們開始教導他們問「在哪裡？」這句話在發展正常的語言學習者中，會緊接在「那是什麼？」之後出現。為了教導這個問句，我們再一次蒐集孩子喜歡的東西，然後把它們策略性的放置在一些位置上（在孩子的語言資料庫中並沒有這些位置所對應的空間概念介系詞）。例如：一個孩子喜歡小熊軟糖，我們就準備小小的小熊軟糖，並且把它們放置在不同的位置上，像是在杯子**下面**、在玩具車**後面**、在小包包**裡面**、或是在娃娃屋**上面**。然後我們引導孩子問：「在哪裡？」一旦他做到了，我們就告訴他位置，並讓他到那個地方去找糖果。孩子甚至比學習第一個問句還更快就學會第二個問句，而且幾乎都在第一次的治療中就做到了。

我們要教的第三個問句是「這是誰的？」我們把一系列孩子喜歡的東西，像是小玩具、糖果或其他任何她喜歡的東西放成一堆。我們拿起一個她想要的東西來引導她問問題，當她問：「這是誰的？」我們就說：「這是妳的！」但除非她能夠以反向代名詞「我的！」來做回應，否則她就不能得到她想要的東西。然而，代名詞的反轉對自閉症孩童來說是很困難的，所以最好的方式是增加另一個問句，讓孩子可以從實際的練習中學習如何反轉代名詞。一旦孩子可以經常提出「誰的？」問句時（記得，當他們做到的時候，他們就可以得到他們想要的東西），我們就開始穿插著呈現更多的中性物品，像是小皮包、筆、紙或他們不特別想要的其他東西。當孩子在我們拿起這些中性物品的時候問：「這是誰的？」我們就回答：「我的！」孩子為了可以結束這一次的互動並使他們想要的東西再一次呈現，他們必須回答「你的！」然後這個東西就會立刻被放到屬於溝通對象的那一堆物品中，接著再開始下一次的互動。同樣的程序也可以用來學習其他代名詞，像是「媽媽的」或「爸爸的」或「琳恩的」。我們將屬於特定家庭成員、朋友或治療師的東西穿插呈現在孩子想要的東西之中，如此一來，當我們一個一個呈現這些物品時，他們就可以學到不同的代名詞用法。

孩子在開啟互動時也會需要使用動詞，但我們注意到很多自閉症孩童不太會使用動詞，而且就算他們會使用，有時也不會使用現在進行式（正在……）或過去式。從他們的語言樣本中可以發現，他們在簡單的對話中使用少數固定幾個動詞，但是通常沒有足夠的動詞詞彙量，好讓他們可以在與人的對話中聽起來顯得自然。於是，我們開始尋找跟孩子的興趣有關的立體書，像是卡車、火車、蟲、動物等，所有他們喜歡的主題都會被納入。然後，根據他們的目標行為，我們操作立體書中的可動機關並教導他們問：「現在發生什麼事？」或「現在怎麼了？」（同時，我們要持續操作立體書）或是「剛剛發生什麼事？」或「剛剛怎麼了？」（在我們停止操作立體書後）。我們教導孩子適當的動詞及時態，如果他們想要玩玩看的話，在他們複述動詞之後，就會讓他們自己操作立體書。孩子學會了這些重要的問句，而這每一個問句在對話中都很好用，同時，他們的動詞詞彙量會增加，文法結構也會有所改善。

最後，我們教孩子主動說出「看！」及「幫忙！」等句子。這樣的話語讓孩子可以尋求他人的注意力及協助。對學習來說，「幫忙！」這句話具有相當重要的功能（就算不是最關鍵的），因為孩子會遇到挫折，他們發現事情很具挑戰性，而且很多事情都需要別人來幫忙。你只要花一整個中午休息時間在操場上嘗試打開一堆密封箱，你就可以體會到孩子每天所遇到的挫折感。為了處理這些令人感到挫折的困難情境，很多自閉症孩童出現干擾行為。我們已經在很多的班級中都看到：因為分配給孩子的任務太困難，或是一個活動極具挑戰性，以至於他出現了干擾行為；接著老師走過來引導孩子說出「幫我！」然後協助他處理眼前的問題；最後孩子終於平靜了下來。在這個過程中，到底發生了什麼事？孩子**學到**了一個清楚的行為連結，首先，遇到問題時，我抱怨、哭泣或做任何干擾行為來得到老師的注意力。第二，老師就會過來。第三，老師會引導我說出「幫忙！」第四，瞧！我得到了我想要的協助。但這不是個正確的連結，我們的目標是當孩子需要協助時，他們可以主動提出適當的口語要求「幫忙！」而不是在他們被引導的時候。

現在，讓我們來談一下當我們教導孩子開啟人際互動時會有的附加效果。第一，干擾行為減少了，這是很棒的，因為你甚至不用直接處理它們。第二，對孩子來說，開啟人際互動提供了其他的溝通功能。也就是說，孩子會知道溝通除了要求物品、活動以及拒絕以外，現在在他的資料庫中還多了這是一種可獲得訊息的策略，孩子可以從這些開啟與人的互動中學到重要的資訊。接下來，讓我們思考一下：一個不社會化的孩子是不會想要主動開始一個社交性口語互動的，但因為開啟人際互動是一種社交行為，所以這一個步驟可以有效的讓孩子變得更社會化。最後，當孩子可以穩定地開啟人際互動，他的長期預後是更好的。因此，開啟人際互動是一個核心領域。

探討主動與人互動能力重要性之實徵研究證據

要探討治療成功的要素是什麼，必須從長遠來看。研究顯示，對於正向的長期預後而言，開啟人際互動是個關鍵，這就是為什麼很多研究者都聚焦在主動與人互動這項核心領域。如果你去觀察發展正常的孩子，就會對有多少不同類型的開啟人際互動的方式以及使用頻率有一點概念。事實上，發展正常的孩子在很小的時候就開始會開啟人際互動，甚至在還未滿一歲的時候，他們就會看看他們有興趣的東西，再看看另一個人，接著再回頭看看那個東西，這叫做相互協調注意力。孩子會開啟這類型的互動，也會對這類型的互動有所反應：若你指某個物品給孩子看，他們通常會在你與他們有興趣的東西之間來回看。

不幸的是，患有自閉症類群障礙症的孩童不會這麼做，或是很少這麼做（Mundy & Newell, 2007; Mundy & Sigman, 2006; Sheinkopf, Mundy, Claussen, & Willoughby, 2004; Travis, Sigman, & Ruskin, 2001; Vaughan Van Hecke et al., 2007）。相互協調注意力在很多方面都是很重要的，甚至可以說是核心。首先，相互協調注意力是種社交行為，是孩子在能夠說出完整的字詞之前與人互動的方式，此外，這也是孩子出現第一個字的前兆。相互協調注意力包含了眼神接觸、分享快樂、溝通以及社交活動，而這些對於患有自閉症類群障礙症的孩童來說是相當困難的。

相互協調注意力

透過用手指或以眼神在另一個人與物品之間來回注視，分享對某件事物的興趣。

自閉症孩童不僅缺乏相互協調注意力的能力，他們似乎在語言的使用上也相當侷限。也就是說，他們幾乎不會使用語言來開啟一個社交性互動。整體而言，在這一節討論到的研究都指出缺乏開啟人際互動的能力可能是個核心問題，並造成嚴重的發展異常。例如：韋瑟比和普魯庭（Wetherby and Prutting, 1984）發現，自閉症孩童使用的溝通幾乎就只分為兩類：第一，為了拒絕，像是說「不」、「走開」或「再見」，這是一種極為有效，可用來限制或停止社交互動的方式（琳恩甚至有一個個案總是在「炒人家魷魚」）；第二，用來要求增強物，像是一些物品或活動，而這可以變得相當複雜（像是「我想要餅乾，拜託！」）。然而，這些類型的口語互動提供相當少（如果有的話）的**社交**學習機會。在大部分人際互動的教學中，自閉症孩童都只是回應大人開啟的互動。自閉症孩童的自發性語言相當少（如果有的話），由孩子自己開啟的社交性互動中，幾乎沒有為了社交好奇心或為了從他人那裡獲得訊息而提出疑問。

因為自閉症孩童一般不會主動與人互動，所以我們引入一些其他的重要概念，像是好奇心的想法。在一個重要的研究中，奧尼爾（O'Neill, 1987）在客廳周圍放了許多裝滿有趣物品的箱子。發展正常的孩子被帶進這個房間時，他們會遵守社會規範，不會打開任何一個箱子，因為他們認為這些箱子裡裝的是禮物而且不能被打開，但他們仍然會去玩在這房間裡的其他東西，並探索房間的每一個角落。相反地，當自閉症孩童被帶進這個房間時，他們會打開一個或少數幾個箱子，而且只玩那幾個東西，他們不會探索這個房間的其他地方，也不會去玩房間裡的其他東西。這個研究顯示，自閉症孩童跟發展正常的同儕相較，他們很少遵守社會規範，傾向只玩少數幾樣物品，而且比發展正常的孩子更少出現改玩其他物品的行為。這些差異指出自閉症孩童缺乏好奇心，而教導或誘發好奇心及求知慾望的介入方式或許可使他們大大獲益。

一些早期研究提到了部分關於讓孩子獲得主動與人互動能力的重要性之理論。舉例來說，許多研究者探討了一個有意思的想法：他們希望模仿也許可以作為發展的跳板，因此，他們企圖教導不同障礙類別的孩子如何提問，希望藉此訓練孩子類化模仿的能力（例如 Guess, Sailor, & Baer, 1978; Guess, Sailor, Rutherford, & Baer, 1968; Twardosz & Baer, 1973）。雖然從理論的觀點來看，這些早期研究具有很大的意義，但如何類化提問的行為對自閉症孩童而言是更困難的。也就是說，雖然孩子可以透過一般性的模仿及提問來學習許多新行為，但他們卻在日常生活中缺乏提問的動機。也許就是因為這樣的限制，在後來的數十年間，很少有關自閉症孩童提問行為的研究。

不過，還是有少數針對自閉症個體的研究提出非常樂觀的結果（例如 Hung, 1977;

Taylor & Harris, 1995）。這些結果再次顯示，孩子可以學會提問，並在某些情境下可以藉由引導來類化他們的提問行為；然而，卻沒有跡象顯示，在缺乏特定的引導下，孩子仍然有提問或尋求訊息的動機。這方面的研究是非常重要的，它提供了未來著重於有關類化提問行為的研究基礎。核心反應訓練中的誘發動機治療元素被證實可作為協助孩子類化提問行為的一種方法，也就是說，當誘發動機治療元素被納入介入計畫中，孩子開始會單純為了獲得訊息而提問，這是一個重要的發展里程碑。這個結果也指出，誘發孩子開啟社交性互動的動機是相當重要的，也許能改善他們的社交發展。

在一個納入極為重要的誘發動機治療元素的早期研究中，我們教導自閉症孩童詢問：「那是什麼？」（L.K. Koegel et al., 1998）。我們之所以選擇這個問句是因為，幾乎所有發展正常的孩子，在他們一歲之前，就開始會使用這個問句（「啊？」），而且這個字是孩子開始發展語言時，早期會出現的字詞之一。後續當父母或照顧者告訴孩子特定物品的名稱時，孩子就會開始累積詞彙量。因此，我們要問兩個問題：自閉症孩童可以藉由提出尋求訊息的問句來學習如何開啟人際互動嗎？這樣的問句可以讓他們獲得新知識嗎？在第一個研究中的孩子是經過精挑細選的，他們很少或根本沒有使用過任何問句，但納入了誘發動機治療元素後，這個研究顯示孩子確實可學會問

「那是什麼？」當他們這麼做時，大人就回答他們的問題，告訴他們問句中所指的物品名稱，孩子的詞彙量也就隨之增加了。

然而最重要的是，這個研究顯示孩子不僅可學會提問，而且在其他社區環境中，他們也有動機去提問。例如：孩子開始在學校及家中對於他們不知道名稱的物品問：「那是什麼？」也就是說，除了治療室中的互動外，其餘的環境也提供了孩子學習的機會。這正是我們所期待的結果，納入誘發動機治療元素似乎是創造「學習熱情」的關鍵，或是可使孩子對提問產生正向連結，以至於能夠將提問變成他們互動中頻繁且自然的一部分。這個研究顯示了，孩子會為了獲得訊息而提問的動機提升了，而且這樣的提問也許能使他們在治療時間以外的日常生活中也獲得治療效果。

迷思：只要長大後，自閉症孩童就自然而然會獲得溝通的能力，並不需要任何直接的介入訓練。

真相：沒有進行介入訓練的話，患有自閉症類群障礙症的孩童只會為了提出要求或拒絕才與人溝通。

提問顯然可以使孩子學會新詞彙，更重要的是，這個新技巧有助減少干擾行為。例如：一個孩子想要拿燕麥棒，但燕麥棒卻放在他手搆不到的高架子上。不幸的是，他不知道「燕麥棒」這個詞怎麼說，於是他開始大哭大鬧，但媽媽不知道他為什麼變得這麼不高興。然後他停下來，指著那個盒子問：「那是什麼？」媽媽回答說：「那是燕麥棒。」他接著說：「我想要燕麥棒。」在三歲半被教導「那是什麼？」的問句之前，他從未問過任何問題。從這裡我們可以看到，使用問句不僅增加他的詞彙量，也減輕了他的挫折感，更進一步減少了干擾行為。這顯示了提問有著相當廣泛的影響力，不僅增加孩子每天在生活情境中的學習機會，也對孩子的行為有所影響。所以，我們開始進一步探討不同類型的主動與人互動策略，特別是提問，這也許是一個重要的新核心領域。

在第二個研究中，我們教導孩子使用其他問句時，嘗試運用誘發動機治療程序，那是在教導「那是什麼？」的問句時很有效的一種方法（L.K. Koegel et al., 2010）。在進行介入前，即使孩子擁有大量詞彙，也能合併字詞成為短句，但他們從未問過「在哪裡？」研究資料顯示，與第一個研究結果相似，孩子很容易也很快就學會問「在哪裡？」當他們這麼問的時候，不需要任何額外特別針對空間位置的訓練，他們的空間位置介系詞的量就隨之增加了。因為包含了誘發動機治療元素，所以孩子也在介入中獲得樂趣。舉例來說，當他們為了找到小熊軟糖而問：「在哪裡？」父母也許會回答：「在便當盒裡面。」他們就可以去找到並吃掉小熊軟糖。在這樣的情境下，孩子就學會了空間位置介系詞（例如：在裡面）。再次強調，許多孩子若能夠在先前造成他們挫折的情境中，不需他人協助或引導就主動提問，他們的干擾行為也會減少。

在第三個有關提問的研究中，柯格爾與卡特等人（L.K. Koegel, Carter et al., 2003）探討了「現在發生什麼事？」或「現在怎麼了？」與「剛剛發生什麼事？」或「剛剛怎麼了？」的問句。資料顯示，自閉症孩童很少問這樣的問題，而且使用非常非常少的動詞。研究結果顯示，就跟學習其他問句一樣，孩子很容易就學會問這些問句，當他們這麼做的時候，他們的動詞詞彙量就隨之增加，也學會使用正確的時態了（例如：剛剛、正在）。也就是說，當他們問「現在發生什麼事？」時，父母和其他人通常會使用動詞來回答，如此一來，自閉症孩童不需要額外的教導，就能獲知這些動詞的意思，這樣真的省了很多時間。

當這些研究資料開始累積得越來越多後，我們又開始想知道，是否能將部分的治療程序加以合併，就像前一章節所提到關於誘發動機領域的整合方式一樣。我們想知道是否可以透過這樣的方式，將許多教導如何開啟人際互動的不同治療策略進行整合。我們假設這樣的整合治療模式也許對孩子的學習及發展上特別有效，而且可以成為治療介入中的核心部分。為了驗證這個假設，我們進行了一個兩階段的研究（L.K. Koegel et al., 1999）。

在第一階段中，我們比較了一群孩子，他們持續接受了十分相似的介入方案好幾年，但預後卻相當不同。我們觀看兩組學齡前孩子的錄影帶，分析他們在接受治療前的特徵有什麼差異，一組孩子在最後有相當良好的長期預後，另一組孩子的長期預後則相當差。當我們檢視這群預後不佳的孩子時，發現這些孩子在接受治療前很少（或甚至沒有）主動與人互動的行為。有一點很重要，這些較少開啟人際互動的孩子在語言發展年齡及語文測驗得分都與預後良好的孩子差不多，而且他們在家中、診所及學校裡都接受非常密集的整合性治療介入。有良好預後的孩子只有一個重要的特徵與另一組孩子不同：也就是他們有許多主動與人互動的行為，例如，一個孩子在玩玩具以及與他們的父母互動時，一分鐘內有超過三次開啟人際互動的行為。

上述結果顯示，這兩組之間如此戲劇性的差異是令人相當驚訝的，因為在研究收案時，預後不佳的孩子看起來與另一組孩子並沒有特別不同。整體來說，兩組孩子看起來幾乎是一樣的，例如：兩組孩子在治療前都可以適切的回答問題，他們給人的印象是功能相當不錯的，而且在介入中能夠有良好的表現。兩組孩子在研究收案時的唯一差異是，預後不佳的孩子除非有人主動開啟與他們的互動，否則他們都是自己玩得很開心，完全沒有社交行為，並且必須依賴他人才能進行學習。雖然當其他人教導他們的時候，他們可以進行學習，但無法在特定的治療課程以外學習新事物。相反地，會開啟人際互動的孩子整天都會（靠他們自己）持續製造學習機會。長期下來，這樣的行為差異似乎使各方面的發展都受到很大的影響。

兩組孩子之間有如此驚人的差異，顯示了對於治療介入而言，主動開啟與人互動也許是一個特別重要的核心領域。因此，我們進行了研究的第二階段。這一次我們以那些很少或根本沒有開啟人際互動的孩子為對象，評估教導他們多種主動開啟人際互動的可能性。為了複製第一個研究，我們找了一些孩子，其語言發展年齡及行為表現與第一階段研究（描述性研究）中那些預後不佳的孩子相似。在第二階段的研究中，我們透過教導孩子如何進行各種開啟人際互動的技巧來完成相關的實驗操弄，例如：我們教導孩子如何開啟不同類型的互動，像是說「看！」來吸引其他人注意他要做的事，或是當他們在執行作業遇到困難時，說「幫忙！」我們蒐集資料許多年，並且持續追蹤孩子到青少年期。我們很開心地發現，他們與第一階段描述性研究中那些較常開啟人際互動的孩子有相似的預後。也就是說，這些孩子就像早期研究中的那些孩子一樣，他們發展出友誼（甚至有最好的朋友）、被邀請參加聚會、在朋友家過夜、打電話聊天，及在普通班中獲得好成績等等。這完全就是我們所期望的。

這樣的研究結果指出，在發展開啟人際互動的能力時，動機是一個極為重要的核心領域。也就是說，所有早期的研究都顯示，孩子其實是有能力發展出主動與人互動的技巧，只是他們沒有開啟人際互動的動機。而這個由柯格爾等人（L.K. Koegel et al., 1999）所進行的研究則顯示，孩子是可以有動機開啟人際互動的。如果這是真的，就意味著孩子不需要任何直接的治療也會開始開啟相互協調注意力（在溝通對象及目標物品間來回看）。布魯因斯馬（Bruinsma, 2004）及維斯馬拉和里昂斯（Vismara & Lyons, 2007）檢驗了這個想法。兩個研究都使用了核心反應訓練來誘發動機，接著評估在沒有任何其他直接的治療下，是否會出現相互協調注意力。在這兩個研究中，大約在核心反應訓練誘發動機的兩個月後，相互協調注意力就自發性出現了。此外，在維斯馬拉和里昂斯（Vismara & Lyons, 2007）的研究中，孩子對於喜愛的物品，也就是一開始就有動機去玩的東西，立刻表現出相互協調注意力，這又再一次地說明，動機是發展的一個核心領域。

在另一個研究中，我們用不同方式檢驗這個動機議題（R.L. Koegel et al., 2009）。我們在給予孩子的獎勵中穿插了社交元素在其中（例如：如果孩子喜歡跳彈簧床這個獎勵，那麼就會有其他人跟著孩子一起跳彈簧床，讓這個活動變得具有社交性）。藉由穿插社交元素在活動的獎勵中，孩子變得有高動機去開啟進一步的社交性互動。因此，他們學習到我們所要教導的目標行為，而且也變得比較有動機去開啟社交互動。

迷思：患有自閉症類群障礙症的個體比較喜歡獨處。

真相：幾乎所有患有自閉症類群障礙症的個體都表示他們渴望有友誼以及親密關係，但沒有進行介入的話，他們不會開啟社交互動。

真相：自閉症個體可以產生動機去開啟社交互動。

真相：有了誘發動機的介入後，自閉症孩童會開啟許多類型的互動，並伴隨許多各式各樣的附加收穫，而且不需要在每一個情境中都配有一個提供治療的人。

綜合以上研究結果可知，在培養主動與人互動的能力時，動機是個核心。一旦動機被納入成為教學中不可或缺的一部分，就可以教導很多不同類型的開啟社交互動的技巧，並在發展過程中帶來長期正向的預後效果。這時候對於第二核心行為——開啟人際互動的能力來說，動機就是一個潛在的重要因素，而開啟人際互動似乎對於獲得不同類型的新知識以及語言和社交能力的發展都是相當重要的。

落實於日常生活之中

現在你瞭解了開啟人際互動的重要性了，接著讓我們來談談如何在日常生活中（在家中、學校以及社區裡）都能讓他們開始開啟人際互動。

◆引導孩子提問問題

如果你很少或完全沒有聽過你的學生或孩子提問問題的話，那就開始在每天的生活中花點時間來做這件事。你可以每天在從學校回家的路上，將一些有趣的東西放進你的小包包或車裡的置物箱中，引導孩子問：「那裡有甚麼？」「那是什麼？」或是從櫥櫃中拿出一個不透明的袋子，事先在裡面裝些有趣的東西，並引導孩子問：「那是什麼？」當孩子在融合班級中與發展正常的孩子一起上課，在團體活動時間時，老師可以拿一個裝滿物品的袋子給全班同學看，或個別給每一位同學看，讓他們來問問題。當孩子開始喜歡問問題後，我們就逐步將他想要的東西拿掉。你也可以將孩子喜歡的東西藏起來，玩遊戲時將特別的東西或是將獎賞藏在房子或教室中的某個角落，讓孩子必須開口問：「在哪裡？」不論是在學校或在家中，你要確定在任何既定的時間裡，至少成功促使孩子出現一次開啟人際互動。

此外具有尋求注意力功能的開啟人際互動方式，如「看！」及「幫忙！」是很重要的，這可以讓孩子的生活有很大的不同。你也許會想：「為什麼自閉症孩童會想要被注意？他們通常都想**擺脫**人群啊！」好吧！有時候這的確是對的。不過，請記得你所做的每一件事都聚焦在動機上，所以現在孩子應該瞭解到即使「談話」是困難的，但可以讓他得到他想要的結果，而且幾乎每一次都可以！於是所有事情都改變了，讓孩子開口說話不再是無意義的辛苦努力或反覆練習，也就是說，如果這麼做可以帶來好處的話，其實在孩子心中也就不是這麼糟的事情了（即使說話真的還是很難）！即使你已經很努力教導孩子類似問題的社交行為，但還是必須以一種具有酬賞效果的方式來進行，而這正是你可以用來教導孩子說出「看！」的最佳方法。教導孩子說出「看！」的最簡單方式是找到孩子真正喜歡的活動或物品，可以是向下滑動滑蓋、讓玩具車滑下斜坡，或給他喜愛的獎賞。

再強調一次，任何孩子喜歡的東西都可以。但是這一次，在給予孩子想要的東西或讓她從事她喜歡的活動之前，你要引導她說「媽咪！看！」「爸比！看！」或「蘇西！看！」接著，在她成功獲取呼喊對象的注意力後，很快就給予她想要的東西或讓她從事她喜歡的活動。記得，若你正在引導孩子獲取他人的注意力時，**不要（拜託千萬不要）**把它變成一個考試。如果她說了「看！」之後，你接著說「這是什麼顏色？」或「**車**的注音怎麼拼？」開始把它變成是一種考試，那麼以後她可能就再也不想讓你注意這個東西了。只要簡單的說：「哇！獎品！」或「酷！車車！」然後就把東西給她。事實上，這就是所有問句的範例。如果孩子問你：「這是什麼？」你只要回答就好了，不要說：「你覺得這是什麼？」同樣地，如果他說：「那是什麼？」後，你告訴他該物品的名稱，接著又開始一連串的問題，像是「你想用鐵鎚做什麼呢？」他也許就再也不想跟你互動了。當孩子開始開啟人際互動時，一切都還不穩定，很容易又恢復原狀，所以需要小心處理。記得讓它容易一點、單純一點，不要把它變成一個充滿要求的情境。為了維持他們的高動機，所有的社交性溝通互動都必須是愉悅的。

至於在教導「幫忙！」時，要設置一個有一點點小挫折（但不能觸發孩子的干擾行為）的情境，然後引導孩子提出要求「幫忙！」一旦孩子對於你的引導有所反應，你就開始逐步把引導拿掉，只說部分的詞「幫……」，或稍微停頓一下，或用期待的眼神看著孩子，讓孩子可以自己說出「幫忙！」如果你讓孩子經常練習使用這個詞，最後就會變得「自動化」，當他遇到挫折或極具挑戰性的活動時，很容易就會使用這個詞。雖然你也許仍然需要忽略偶發的干擾行為，但孩子會漸漸在這些情境中使用適切的好行為。

◆改善孩子、青少年及成人的交談

對於年齡較大的孩子、青少年及成人而言，問問題是改善社交性談話的關鍵。然而很多有自閉症或亞斯伯格症的青少年及成人在從事社交性談話上有困難（不論是開始或維持一段交談），他們幾乎所有人都不太會問問題，而這就是為什麼會有冗長、不自然的停頓及單向談話的原因。我們的做法是嘗試使用自我管理或錄影帶自我示範性治療，協助改善青少年及成人的交談。教導問問題對於改善社交性談話是非常有用的。在練習的階段，我們提供許多可引發問問題的具體陳述，我們稱之為「引導性陳述（leading statement）」。例如：我們可能會說：「今天的午餐很好吃。」然後停頓。在尚未進行介入之前，這個停頓通常會持續很長一段時間。在介入中，我們會在適當的時機停止對話（例如：停頓很久後），或是在一次治療結束後觀看錄影帶時，把錄影帶暫停，接著我們會問學生：「你覺得在這裡你可以問什麼問題？」如果有需要，我們會提供建議，例如：在「午餐」的引導性陳述中，我們可能會說：「在這個情境中你也許會想問：『你吃了什麼？』或『你去哪裡吃的？』這樣可以讓對話持續下去。」

有很多常見的引導性陳述可以用來練習，像是「我這個週末過得很棒。」「去年的暑假好好玩。」「這個週末我做了一些很有趣的事。」「下個禮拜我要出國。」等等，這些引導性陳述無疑提供了許多可以問的問題。我們通常一開始是針對可能可以問的問題給予各種建議，然後如果個體能想出與交談對象的陳述有關的好問題，我們就藉由詢問她：「在這裡妳可以問什麼問題？」逐步把我們的引導拿掉。有時候那些問題看起來與對話主題的相關性並不高，因此我們經常需要對於問題的適當性給予回饋，而這樣的回饋是很重要的，因為要做一個好的交談夥伴，自閉症或亞斯伯格症的個體必須學會做一個好的傾聽者，並且必須能夠有所回應，讓夥伴知道他有在聽、對交談夥伴的主題感興趣而且能夠理解他所說的內容。

當然，回應交談的另一面就是開啟交談，而問問題就是開啟一段交談的最好方法。任何常見的話題都可以使用，像是詢問有關嗜好、當地活動、新聞事件、讀過的書及工作等等。此外，有些情境也提供了一些相關的問題可以詢問，像是去逛書店、參觀博物館或參加體育比賽等。患有自閉症類群障礙症的個體必須能夠藉由主動問問題或提出相關意見來開啟一段交談，而且，一如往常地，能夠在自然情境中練習問這些問題是很重要的。當協助對象是成人時，我們會帶他們去參與當地的活動、去餐廳、酒吧、咖啡廳或任何他們喜歡去的地方。對於高中生，我們則有當地學校的志工來跟他們練習社交性談話、參與學校活動（例如：體育比賽、跳舞）以及去郊遊。納入新成員是重要的，因為新學到的交談技巧並不是總能類化應用到每一個人身上。但是隨著時間累積及練習的進行，大部分的學生都能變成更好的交談者，這將有助於他們能在日常生活中真的與朋友約會及出遊，而不再只是夢想。

梅莉是個可愛的4歲女孩，她懂得相當大量的詞彙，能夠使用短句子，像是「

我想要餅乾，拜託！」也知道所有的字母，能夠數數到100，但她卻從來不曾問過任何一個問題。我們認為提問可以大幅改善她的溝通，所以我們擬定的治療目標是讓她增加提問行為。但是在梅莉這個案例中，當我們嘗試教導她問問題時，遇到一個罕見的狀況。我們一開始蒐集她喜歡的物品，包括各式各樣的減壓玩具、紅色小熊軟糖（她不喜歡其他顏色）、樂高積木、小填充動物以及狗的模型。我們把這些東西放在不透明的袋子裡，然後開始教她問有關袋子的問題，就像我們對其他無數的孩子所做的事情一樣。當我們把袋子拿來的時候，首先引導她來問我們：「那是什麼？」但她已經很習慣大人在問這個問題的時候，是在要求她回答這個問題，因此她說：「袋子！」「糖果！」以及「狗狗！」在幾次嘗試中梅莉都只是企圖去命名物品，之後我們再一次引導她：「梅莉，妳可以說『那是什麼？』嗎？」她完全沒有反應，然後我們又試了一次，但她仍舊沒有反應。接著我們引導她說：「小熊軟糖。」她立即就說：「小熊軟糖。」嗯……她現在讓我們感到很困惑。所以我們又試了一次，「妳可以說『椅子』嗎？」她的回應是「椅子。」「妳可以說『桌子』嗎？」她的回應是「桌子。」然後我們問她是否可以說「天空」，她沒有反應，一直持續都是這樣的情形。

原來，她可以複述任何她看得到的東西，但不會複述她無法看到的東西。自從發現這件事，我們開始指著袋子說：「那個！」她接著複述：「那個！」然後我們將她喜歡的物品拿一個出來。我們持續這個步驟，直到她可以很容易的就說出「那個！」而且她立即就可以得到她想要的東西。最後，我們在「那個」後面加上「是什麼」，而她也開始可以跟著複述「那個是什麼？」她的案例很不尋常，因為花了比平均更久的時間來找出問題所在，然後才開始教她第一個問句。但是最後她成功了，而且幾乎立刻就開始在各種不同的情境中（學校、雜貨店、保姆家等等）都使用這個問句。到目前為止，她就跟其他孩子一樣有進步。但是梅莉這個案例說明了一個重點：因材施教。每個人都不同，所以介入計畫必須針對孩子量身訂做。

問問你自己

◆父母

1. 我的孩子會運用問句嗎？

2. 我的孩子在日常生活中是否運用了足夠的問句來促進學習？
3. 我的孩子會運用各種不同的問句嗎？
4. 我的孩子會開啟各種不同的社交性互動嗎？像是要求我看他／她所做的事。

◆老師

1. 身為老師，我經常製造可以提問的環境嗎？
2. 我對於學生問的問題都會給予回應嗎？
3. 我的學生會不會向同儕提問呢？
4. 我鼓勵學生抱持好奇心嗎？
5. 我是否鼓勵要求不高的互動，好讓學生在未來能夠想要開啟更多的互動而不是逃避互動呢？

PART 2

執行核心反應訓練的時機與方法

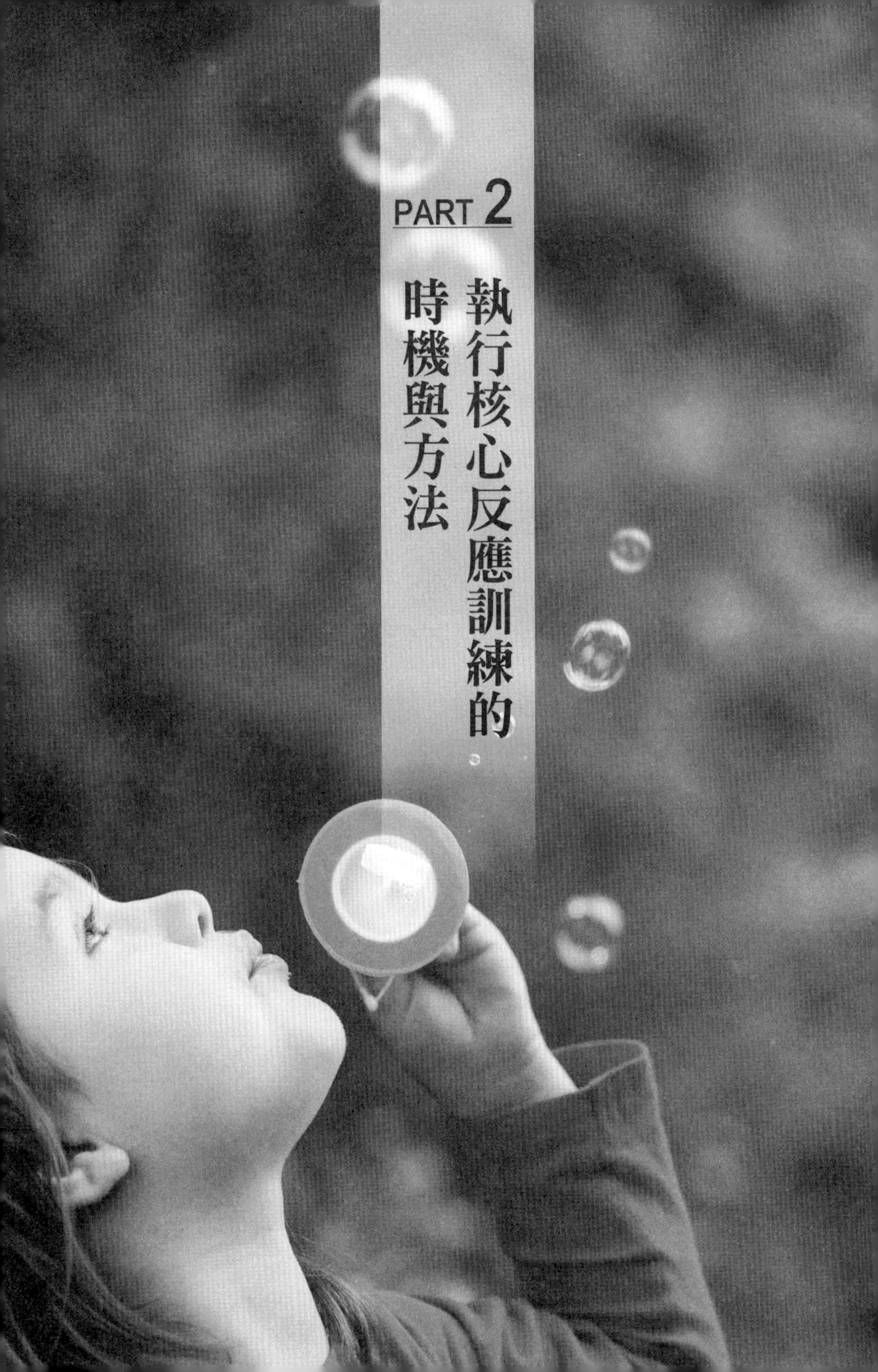

5 全家人一起同心協力

班尼上個月才剛滿三歲。他在兩歲半的時候被診斷有自閉症，那時候他還不太會說話，而且只要打斷他喜歡的活動或事情不如他意，他就會瘋狂地大哭大鬧，最後會臉部朝下、全身僵硬地趴在地上。雖然保險公司已經給付了應用行為分析治療的部分費用，但父母為了他的治療仍花光了畢生的積蓄。首先，他們為了他的治療而將家中的地下室清空，重新粉刷牆壁，買了新的地毯和家具。一開始，他們會在他接受治療的時候坐在旁邊，但因為他們待在那裡時，他會有很多干擾行為，所以治療師要求父母離開。可是他們真的很想跟他在一起，於是採取了折衷方案，在地下室安裝錄影系統，好讓他們隨時都可以觀看治療的進行。自從他被診斷為自閉症之後，狀況慢慢穩定地在進步：他不再那麼常發脾氣了，而且逐漸學會越來越多的詞彙。他的父母很喜歡他的治療師，然而，一旦治療師離開，他就又恢復之前那樣大哭大鬧、發脾氣的樣子。他的父母覺得很幸運能有治療師每週為班尼治療四十個小時，但在其他時間他還是很讓人受不了。當他們向我們尋求諮詢的時候，你猜，我們真正關心的是什麼？

我們希望可以很容易就找到答案。班尼的父母未被納入成為治療介入的一部分是個錯誤，而且大錯特錯。父母必須參與孩子的治療有許多原因，其中，要讓自閉症孩童成長茁壯，父母需要學習另一套新的教養規則，因為對於發展正常孩童有效的親職教養技巧用在自閉症孩童身上（通常）就是沒有用，而這就是為什麼父母參與治療是這麼重要的事。父母需要學習一些策略來幫助他們的孩子學習與人溝通，變得更社會化，能夠與其他孩子玩在一起。他們需要學習怎麼在孩子醒著的時候執行這些策略，以及怎麼在自然情境中促發孩子更多的適切行為。

讓我們來看看班尼的例子。因為所有的治療都是由治療師執行，所以班尼的父母沒有學到任何策略可以用來促發班尼與人溝通及社會人際互動的重要行為。更糟糕的是，班尼的治療只有在地下室裡的一張小桌子上進行，他並沒有學到在每天的自然情境中運用新學會的行為。

因為一般的教養方式通常對自閉症孩童都無效，所以很重要的是要教導父母一些特別的教養技巧。在教養發展正常的孩童時，警告通常都很有效，像是「倒數計時（countdown）」（「我數到三，你最好把你的玩具收好」或「我要走了，你最好自己跟上來」）或「暫時隔離法（time-out）」（「如果你再哭，你就進房間去」）。有一次我們帶孩子去動物園玩的時候，聽到某對父母說：「如果你不乖乖排隊，那邊的警察叔叔就會很生氣地走過來把你抓走喔。」雖然我們並不建議這樣的親子互動方式，但是這真的有效，那孩子乖乖地排隊了。然而，使用這種策略之所以錯誤，一部分是因為父母根本無法確實貫徹執行警告中所提及的後果，另一部分是孩子也必須學習到當父母提出警告的時候，意指著他們是真的生氣了，並且會執行處罰（而不是將焦點放在其他人「如警察」生氣而來處罰他）。

事實上，當父母警告孩子的時候，發展正常的孩童通常就會乖乖聽話，但自閉症孩童可不會。自閉症孩童在學習社會化的過程是有困難的，他們不太與人互動也不怎麼關心其他人在想什麼，所以如果警告孩子：「大家都在看你了。」基本上是無法讓孩子乖乖聽話的。所以非常重要的是父母必須學習一些可以幫助孩子的策略。事實上

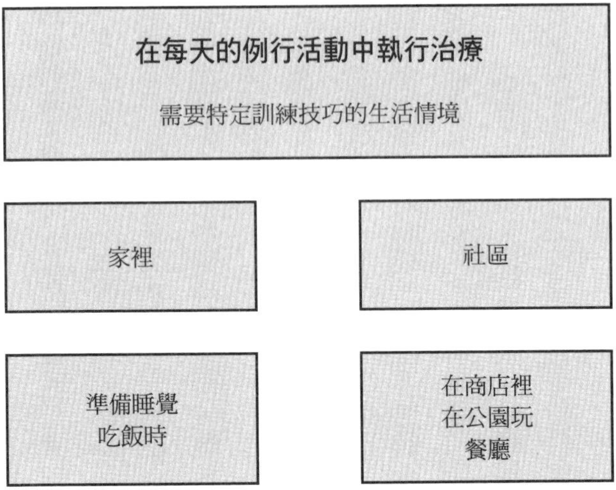

圖 7　如何讓治療訓練可以在每天的例行活動中執行

，任何要與自閉症孩童相處一段時間的人（包括阿姨、叔叔、祖母、祖父、保姆、臨時保姆、學校助理、學校工作人員等）都應該學習怎麼運用這些方法。

使用這種廣泛性取向意味著當孩子醒著的時候，他會接觸到持續一致的治療環境，同時也表示父母原本以為的生活方式，在有了自閉症孩童之後，將會完全改變。因為自閉症孩童不會緊抓著父母主動要求他們教他些什麼，所以父母需要持續不斷地創造學習機會，也就是說，父母的整個生活模式會有很大的改變。這就是你在這本書裡面會看到的，而且這對每個人來說都可以變得很有趣。

如果你是老師或治療師，你一定要很持續規律地跟學生的家長合作。幫助學生一家人的最好方式是透過「帶有回饋的實際操作練習（practice with feedback）」。這意味著你需要示範治療的步驟，然後在父母實際操作之後，你再給予他們回饋。也就是父母要學習在他們給予孩子指令之後，接續能確實執行這些指令，或是你要示範如何提供學習機會，並且將誘發動機治療程序合併到這些學習機會中。為了創造晝夜馬不停蹄的治療情境，學生的父母需要知道你的治療目標是什麼，並且能夠很具體地針對治療目標來努力。如果父母很忙，沒有辦法參與操作練習的過程，請確保你能夠以各式各樣不同的方式與他們保持聯繫，不論是定期打電話、看錄影帶、家訪、寫治療筆記或電子郵件等方式都好。

若你和學生的家長有一致的治療目標，而且在協助學生達到該目標的整個治療歷程也很一致，那麼學生的表現將會越來越好。請記得，若家長選擇了一個對他們而言很重要的治療目標，那麼他們會比較願意為了那個目標而努力。就算你自己並沒有選擇特定的目標，但如果在這個家庭的文化或個人的價值觀中有某個目標是很重要的，那麼你就需要跟他們一起為了這個目標而努力。

琳恩曾經治療一個不會發「ㄈ」音的學齡前孩子。雖然她認為這個孩子有許多行為比發「ㄈ」這個音更需要處理，但他的父母很強調要學會發「ㄈ」的音，因為他的名字是「戴夫」，而當有人問他的名字時，他會嘗試告訴對方，但當對方因戴夫發音的問題而無法正確複述他的名字時，他會覺得很挫折，所以戴夫的父母認為讓他學會正確說出自己的名字是最重要的。當我們教會戴夫正確地說出他的名字後，他的父母很興奮也很樂意為了他的其他行為問題而努力。所以，雖然我們認為發「ㄈ」的音不是最重要的首要目標行為，但對他們家來說這就是最重要的。

如果你身為父母，別讓發生在班尼父母身上的事發生在你身上。請堅持參與整個治療，或尋找一個新的治療計畫讓你可以參與其中。要讓孩子有最好的預後，需要全體動員並持續使用具有高度一致性的整合治療取向。無庸置疑地，創造更多的學習機會、在不同的環境、不同的情境下，以及跟不同的人接觸，都能夠大大地幫助自閉症孩童增加他們的學習速度。此外，治療需要在孩子醒著的時候持續進行，如果孩子有睡眠問題而睡不著，那麼在孩子原本該睡覺的時間也可用來進行治療。所以要讓每個人（要大力強調**每一個人**）都一起參與治療，而且你要開始為孩子創造一個能接受持續治療的環境。

家人的參與

治療目標：

- 讓父母一起參與達到治療目標的治療過程。
- 讓父母隨時更新治療目標是什麼以及每個治療目標的具體治療程序。
- 聚焦在孩子的優點。

示範治療：

- 讓父母一起參與設計治療的過程。
- 示範治療進行的程序並說明每一項治療要素。

給予回饋：

- 設計出與家庭的價值觀、常規及需求相符的回饋。
- 給予正向回饋，同時針對有進步的部分給予回饋。

佐證研究資料：針對父母進行治療介入教學

一般而言，科學研究的結果是根基於健全科學基礎下的精心策劃以及實徵性的探索發現，並且需要時間慢慢累積。為了在科學的基礎上發展這些治療，研究者花了許多時間，而這是必須的，因為如果治療者所提供的治療不具有實徵證據，或這個治療方式只有部分是奠基於科學研究的話，那麼會發生嚴重的問題。使用那樣的治療方式會使你的立足點不穩固，最後造成你完全不想要的結果，也就是你因為自己所提供的治療方式而坐在證人席上作證，並在交叉詰問後發現這個治療完全不適用。而我們已經不只一次看到這種狀況發生了。

早期最為人詬病的自閉症治療取向之一，就是根據一個毫無任何證據支持的理論。在一九四三年，肯納（Kanner）發表了一篇描述自閉症的文章，並且認為自閉症可能肇因於父母有冷酷、不關心孩子的人格特質。後來這個想法在布魯諾・貝帖翰（Bruno Bettelheim）一九六七年的著作《空洞城堡：幼兒自閉症與自我的產生》（*The Empty Fortress: Infantile Autism and the Birth of the Self*）中有詳細的討論。這個取向是根據精神分析理論而來，認為父母在孩子嬰兒時期使用的教養方式造成孩子的創傷，以至於孩子後來發展出自閉症。

有好幾十年的時間，這個想法廣泛被大眾接受，支持者認為自閉症孩童的父母本身就有心理問題，他們會有意無意地使孩子受到心理創傷（或甚至是折磨孩子）。這個精神分析理論廣為流傳，且幾十年來被作為自閉症的主要治療取向，同時這些父母被認為一定是很可怕的人，才會造成他們所愛的孩子有這麼嚴重的問題，而這些指控使得父母非常痛苦。

這些想法是個悲劇性的誤解。科學證據最後終於駁斥了這個理論，證明自閉症孩童的父母跟發展正常孩童的父母比起來，並沒有比較嚴重的心理問題（R.L. Koegel, Schreibman, O'Neill, & Burke, 1983）。在我們研究初期，直到一九八〇年代早期，一個很常見的情景是，父母因為被認為是造成孩子患有自閉症的原因，帶著沉重的壓力及深深的憂鬱進到我們的辦公室裡。一個媽媽說，她問醫生，她可以為孩子做什麼，醫生回答她：「妳做的已經夠多了。」然後建議她把孩子安置在精神復健機構中。

再一次強調，在我們早期的研究以及其他研究中都發現，幾乎所有自閉症孩童的父母都是完全正常，沒有任何心理問題的。有趣的是，後來的研究更顯示，父母不僅**不是**孩子發展成自閉症的原因，而且父母在治療中給予的幫助是孩子復原時不可或缺的重要部分。因此，父母的參與以及在治療中所提供的協助被認為是核心反應訓練中的重要關鍵之一。

具體來說，實徵研究很快就發現，孩子的行為要有大幅改善，父母扮演了關鍵的角色。在一個早期的研究裡，羅法斯等人（Lovaas et al., 1973）從他們長期追蹤的資料中注意到一個有趣的現象。在這個研究中，孩子被分成兩個組別：一組是住在機構中接受密集的治療，另一組則是在門診接受治療；在門診治療模式中，孩子接受的治療不那麼密集，但父母會參與在治療當中。從這個研究中，發現了兩個極為有趣的結果。在後測裡，兩組孩子都有相當大的進步，而且進步的程度都差不多。這個結果讓我們很驚訝，因為門診組的孩子接受來自訓練有素的專業人員提供的治療時間遠不及住院組的孩子。然而，在追蹤階段有了更有趣的發現。在孩子完成了全部的治療後，兩組孩子開始出現極大的差異。信不信由你！研究者持續追蹤那些日以繼夜接受密集治療的孩子在離開機構後的發展，結果發現，這些孩子原本在治療中所獲得的改善幾乎都消失了。相對地，那些接受比較少治療，但父母會在治療中提供協助的孩子，他們在治療中所獲得的改善都沒有消失，甚至還持續進步。

迷思：父母造成孩子發展成自閉症。

真相：父母是孩子發展問題的解決之鑰。

這真的是相當重要的發現，因為研究顯示出，父母可以在家裡根據他們在門診治療中所學到的治療訓練方式持續提供孩子協助。這個結果引起很多人的興趣，使得許多研究開始探討各種包含系統性父母教育元素（systematic parent education components）的治療模式。我們有一個由美國國家心理衛生研究院（National Institute of Mental Health）資助的研究計畫，在這個研究中，有一組孩子接受的治療介入是由專業人員執行的，而另一組孩子則是由父母在專業人員的協助下執行孩子的治療介入，兩組孩子接受的治療介入是一樣的（R.L. Koegel, Schreibman, Britten, Burke, & O'Neill, 1982）。你可能已經猜到，這個研究結果跟羅法斯等人在一九七三年所做的一系列研究結果是一致的。我們的研究結果顯示，當治療只由專業人員來執行時，雖然孩子有進步，但是他們在新的情境中或跟其他人互動時，很少會運用新學到的行為。事實上，他們在治療中獲得的治療效果，也都無法長期維持下去。然而，若父母參與治療介入的進

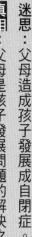

行，則孩子在每個情境中都會表現出他們在治療中學到的新行為，而且不斷地持續在進步。

我們不是唯一注意到這個現象的研究團隊，其他在不同研究室的研究人員也有相同的發現。例如，當父母接受核心反應訓練中的自然語言典範訓練，他們孩子的語言及遊戲能力有明顯的進步（Gillett & LeBlanc, 2007）。貝克—艾利克森等人（Baker-Ericzén et al., 2007）的研究與數百位父母合作，也發現若教導父母一些方法，讓他們可以在社區中協助他們的自閉症孩子，會使孩子有大幅的進步，同時他們也認為，在正規大學中心外的社區中廣泛實施核心反應訓練是合理且實用的。而在另一個大型研究中，核心反應訓練有效的實施在師資培育模式（trainer-of-trainers model）中，同時也相當大規模地（橫跨了加拿大整個新斯科省）與家庭及專業人員一起合作努力（Bryson et al., 2007）。由此可知，在父母及專業人員的團隊合作下，大規模的實施核心反應訓練既有效又實用。

還有拉斯基、查洛普—克勞斯蒂與莎莉布曼（Laski, Charlop-Christy, & Schreibman）在一九八八年發表的研究結果顯示，父母可以輕易快速地學會核心反應訓練，並且可以幫助他們的孩子有大幅的進步。也許更有意思的是，當訓練父母提供孩子核心反

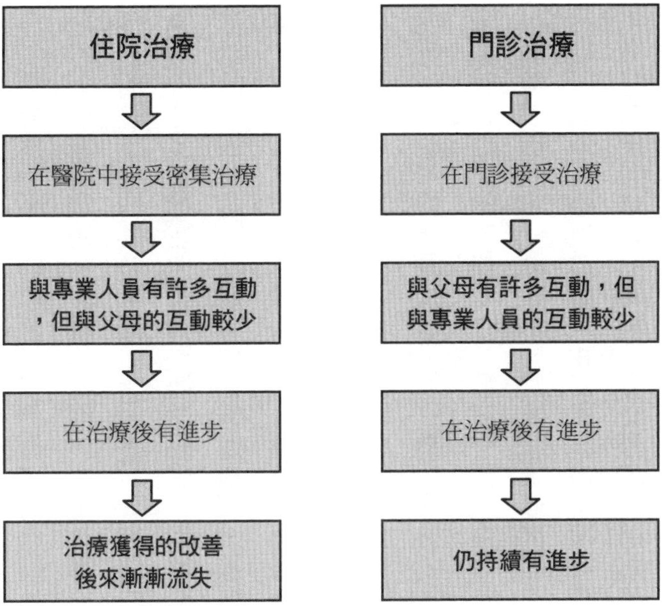

圖 8　住院治療與門診治療的比較

應訓練時，不僅他們的孩子有進步，整個家庭的幸福感及互動模式也有改善（R.L. Koegel et al., 1996; Schreibman et al., 1991）。也就是說，與使用傳統的單一嘗試取向訓練模式相較，當父母使用核心反應訓練時，會有比較多的情感反應，像是覺得快樂及有趣。我們也發現，父母使用核心反應訓練時，整個家庭的互動模式都改善了，而且在治療時間以外（像是吃晚餐時）也是如此。他們跟孩子的互動比較放鬆，而且整個家庭的幸福感有全面性的提升。

根據這一系列的研究，我們做了有趣的延伸，有些家長住在距離治療中心很遠的地方，而我們利用一整週的時間，密集教導家長如何使用核心反應訓練，結果證實，他們的孩子在行為及幸福感方面都有改善（R.L. Koegel, Symon, & Koegel, 2002）。更進一步地，父母在他們的整體幸福感方面也有提升。這個研究結果其實是更令人印象深刻的，因為這些家庭居住在偏遠地區，那裡並沒有與治療相關的資源，而當他們回到了自己居住的社區後，那些在治療中獲得的治療效果仍然持續著。因此，這個研究顯示了整個家庭一起參與治療至少有兩個重要的好處：首先，即使住在離治療中心很遠的家庭，父母仍然可以成功地給孩子提供核心反應訓練，並使得孩子在行為上有所改善。第二，在整個家庭花了一週的時間，全天參與父母教學計畫後，孩子跟父母的幸福感都有全面的提升。一個意外的驚喜是，在核心反應訓練計畫中接受訓練的父母回到他們居住的社區後，經常也能訓練其他人（像是老師），使得整個治療的效果能夠擴展出去，遠超過個人在受訓當週所獲得的效果（Symon, 2005）。

這些正向結果明確顯示，父母應該正式被納入提供核心反應訓練的治療團隊。在父母跟治療者之間可以形成極有效益的合作關係，例如：在親師合作中，我們發現，

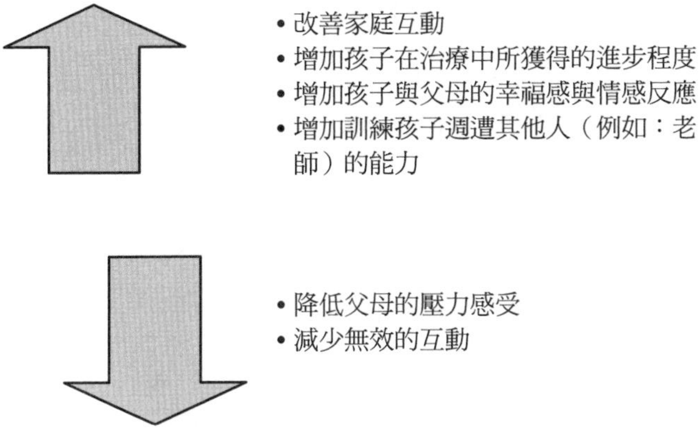
• 改善家庭互動
• 增加孩子在治療中所獲得的進步程度
• 增加孩子與父母的幸福感與情感反應
• 增加訓練孩子週遭其他人（例如：老師）的能力
• 降低父母的壓力感受
• 減少無效的互動

圖 9　家庭參與治療的附帶效果

若父母在陪孩子進行課前預習時，是以一種輕鬆、非嚴苛要求的氣氛進行，孩子在學校裡的行為問題會少很多，而且學業方面的進步也會比較多（L.K. Koegel, Koegel, Frea, & Green-Hopkins, 2003）。接下來，讓我們繼續探討父母與專業人員的合作關係的效果。布魯克曼—費茲（Brookman-Frazee, 2004）研究父母在執行治療介入的過程中，訓練員所扮演的角色不同是否會有什麼影響。他比較了兩種情境，一種是訓練員在過程中扮演指導性的角色，另一種則是訓練員與父母互相合作。就像你可能會猜到的，雖然孩子在兩種取向中都能學到新技巧，但父母在合作性模式中感到比較快樂。

很類似的，我們想瞭解，如果父母根據

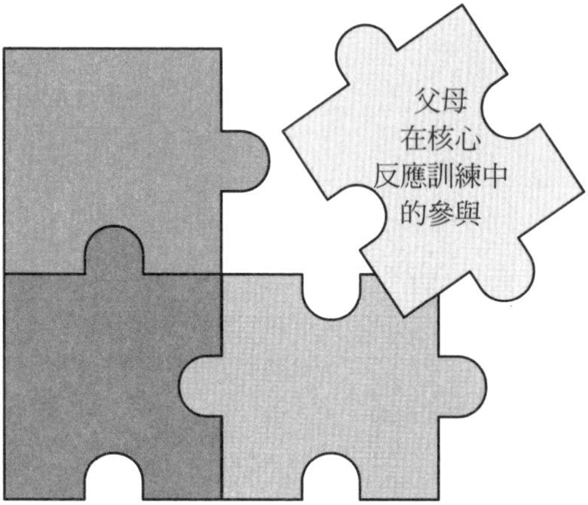

圖 10　父母是治療中的關鍵

學校老師的建議來選擇比較可能與孩子相處良好的同儕，以安排孩子與其他同儕一起玩遊戲的機會，那麼孩子的社交技巧是否會改善。結果我們發現，在這種親師合作（parent–professional collaboration）的關係下，孩子的社交行為有戲劇性的改善，而且最後建立了很好的同儕友誼（R.L. Koegel, Werner, Vismara, & Koegel, 2005）。

整體而言，研究文獻清楚指出，將父母納入治療介入當中，對孩子的進步及提升整個家庭的生活品質，都是不可或缺的部分。因此，父母在核心反應訓練中的參與並不是種過分的要求，而是治療成功的重要關鍵。

迷思：自閉症孩子需要由專業人員教導，父母通常會干擾孩子的學習過程。

真相：若父母沒有學習如何引導孩子的治療，那麼孩子將會學得比較慢，並且很難將所學到的應用在不同情境中，也很難維持他們在治療中所獲得的改善。

落實於日常生活之中

靠近聖塔芭芭拉市附近有一個很舒適的小湖泊，那是個特別美麗的景點。就在不久以前，有一家人決定要待在那裡一整天。當他們正在欣賞美麗的湖景時，有一個孩子掉進了水裡。而悲慘的是，他並不會游泳。他的爸爸在他掉下水後，立刻以迅雷不及掩耳的速度跳進水裡，並且把孩子拋給那些受到驚嚇、在岸邊焦急等待的人們。他們很快地把孩子拉上來以確保他的安全，但同時那個爸爸滅頂了。後來，警方的報告說，那名父親根本就不會游泳，所以被淹死了。這真的是個令人難過的故事，但我們說這個故事只是為了說明父母對孩子的無私奉獻。當他的兒子掉進水裡時，這名父親並沒有停下來仔細思考，他根本沒有考慮到自己「如果我跳下去，我可能會淹死，因為我根本不會游泳。」當他看到兒子身陷危險時，沒有第二個想法，立刻就跳下去救他的兒子。

自閉症孩童的父母對他們的孩子也有著如此偉大的愛，他們願意做任何事情來幫助孩子。如果有哪裡不對勁，他們不會像是在面對學術問題一樣，停下來仔細思考，而是立即採取行動。不論是要讓他們的孩子進入最好的教育環境，或是日以繼夜地持續協助他們的孩子，他們的付出始終都是如此堅定不移。父母的付出對自閉症孩童是相當有幫助的。在父母教學中使用這樣的父母力量，是相當重要而且有用的，因為父母可以整天持續提供孩子學習機會。

所以，如何讓父母可以在每天的生活中參與治療呢？如果你是父母，請確認自己參與在孩子的治療中。如果你是老師或治療師，請確認學生的父母有積極（非常積極）地參與治療。如果可能的話，請觀察父母怎麼協助他們的孩子，並給予回饋。告訴他們哪裡做得正確，並針對有些對孩子比較沒幫助的部分，溫柔地給予改變的建議，或是提醒他們有些地方可能會不小心造成行為問題或使行為問題一直持續無法改善。如果你是父母，請詢問專業人員在你為孩子提供治療介入時，是否可以在場並給予回饋。我們稱這個叫做「帶有回饋的實際操作練習」，而且有許多具有資格的專業人員都能夠提供這樣的服務。這樣的實際操作練習可以讓你知道自己做得怎麼樣，以及哪些部分需要改善。

父母可以參與治療的方式

- 從學校取得記載孩子治療過程的備忘錄。
- 取得治療師治療的錄影帶。
- 利用休息時間觀察孩子的表現。
- 放學後安排人際互動的相關活動。
- 每個月安排團隊討論的時間。

如果父母可以幫助孩子在家裡、在社區、放學後、整個週末及家族旅行時都進行練習，那麼不論是語言治療、行為介入或學業表現，孩子都將學得越來越快，並長久維持這樣的學習行為。如果你是在職的父母，請確認你能從學校及其他活動中拿到備忘錄，其中清楚註明哪些部分正在一步一步的進行，以及你要如何持續追蹤。可能的話，請老師或其他治療師幫你將治療過程錄下來，並在放假或午休的時候觀察你的孩子。同時，別忘了要協助訓練孩子增加社交行為，父母可以在放學後或在週末協助孩子發展社交行為。你可以詢問孩子的老師或教室助理，哪個孩子能夠和你的孩子處得比較好，然後安排時間讓他們一起玩遊戲，或讓他們在放學後可以一起去吃冰淇淋。

請確認你每個月都有規劃跟整個治療團隊進行討論，如果你希望不要錯過這個討論會，你可以在孩子的個別化教育計畫（individualized education program, IEP）中寫下定期協調討論會的時間。定期進行討論是很重要的，以確保孩子身邊的每個人都使用相同的治療訓練策略，朝著同樣的治療目標前進。如果你身為父母，希望能夠表達感激之情，那麼你可以請孩子協助你烤一些餅乾帶去討論會。如果你的工作很忙，很難參與討論會，那麼請試著利用午餐時間進行討論或至少一個月打一次電話給孩子的老師，問問他在學校的狀況。家人的參與會大大改變孩子進步的情況，因此，請盡量積極參與治療。

史密斯家的經濟狀況足以讓他們聘請最好的治療師。他們讓治療師使用家中的一個大區塊來治療他們的孩子大衛，一週治療八十個小時。這位治療師跟著大衛去上學，並利用整個下午及晚上的時間進行治療。但不幸的是，一旦遇到週末，對全家人來說就變成了災難。大衛只要一離開學校或治療的結構性情境後，就變得像隻小野獸，其他人只要提出一點點要求，他就出現干擾行為，並且不斷跑來跑去。史密斯向我們求助，我們提供他父母教學計畫，以及從如何提升大衛參與活動的動機（見第2章）與如何確實貫徹執行來著手。大衛的父母在不同的社區情境中治療他，父母教學訓練員在這個過程中陪伴著他們，提供支持與回饋，在他們需要忽略一些不適切或干擾行為時，給予一些指導。就在每週兩次的父母教學治療持續四個月後，大衛慢慢進步了，他們家開始可以去很多地方，像是去雜貨店或甚至是速食店。他們也學到如何讓大衛整理自己的玩具以及自己做睡前準備。他們整個家庭的生活品質都改變了。家人一起參與真的造成很大的不同，對每個人來說，生活都變得更輕鬆一點了，這是用金錢買不到的。

問問你自己

◆父母

1. 我知道孩子所有的治療目標嗎？
2. 我知道怎麼協助孩子達到這些治療目標嗎？
3. 我是否與孩子的老師及治療師保持聯繫，好讓孩子所接受的治療是整合一致的嗎？這是否同時也讓我認識孩子的朋友，以及知道治療團隊中的每一個人是如何協助我的孩子？

◆老師

1. 我是否定期與父母針對治療目標與治療程序進行協調討論？
2. 我努力的目標對學生的家庭來說是重要的嗎？
3. 在這個「團隊」中的每一個人是不是都使用一樣的治療取向？

6 如何使父母的壓力減到最輕

丹尼爾是個小學生，他在各方面的表現都很好，只是偶爾在從學校回家的路上會有突如其來的攻擊行為。他的家裡充滿愛，家人也都很照顧他，而他的媽媽正在努力對抗壓力。她經常擔心學校（又）打電話來說因為丹尼爾做了一些不好的行為，像是在公眾場合做一些令人尷尬的事情，或是其他人對他不好，而需要把他帶回家。有時候這些擔心已經使她精疲力盡了。

丹尼爾的媽媽並不是唯一一個承受如此巨大壓力的人。無庸置疑地，自閉症孩童的家長都感受到似乎永遠不會終結的巨大壓力。我們已經花了很長一段時間努力嘗試要幫助父母減輕他們的壓力，但是這方面一直都很不容易，而且對許多父母而言，要減輕壓力似乎是遙不可及的夢想。然而，像是寫日記、跟孩子稍微分開一下，留一點時間給自己（只要有值得信賴的保姆），以及週遭有其他家庭成員願意協助的話，似乎都有助於減輕壓力。但即便如此，這些方法似乎只能減輕壓力，並不能完全消除壓力。我們也瞭解到父母教學計畫，並不一定真能減輕壓力，有時候甚至會增加父母的壓力。特別是，若父母教學計畫要求父母放下他們忙碌的行程，額外抽出時間來協助孩子，則父母的壓力感受反而會增加。事實上，父母都很忙碌，他們有工作、有家務事，還要照顧其他的孩子，如果無法抽出時間來完成父母教學計畫所指派的作業，他們會覺得有罪惡感而且壓力也會增加。這就像是你的車子壞了，你牽去修車廠，然後維修人員說：「我來教你如何修理你的車，這樣一來，無論車子何時出問題，你都可以自己修理了，怎麼樣？」這樣的要求實在太多了！我們大多數的人都會認為，要抽空放下忙碌的行程來修理自己的車子，實在太累人了。我們寧願把車子留在修車廠讓合格的維修人員修理，然而我們其實仍願意在平常的生活中做些事，像是加油、幫輪胎打氣、檢查機油等來維持汽車的正常運轉。父母也是一樣，他們雖然需要主動執行這些治療訓練，但並不希望在某個程度上反而增加他們的壓力。

這個議題的重要性不能被低估。若教導父母如何在他們的日常生活中達到治療目標，就可以減輕他們的壓力。甚至，若讓父母可以一起參與治療目標的選擇（見第1章）並教導他們在自然情境下將治療策略融入每天例行的事務中，不但可以加快孩子的學習速度，也可以減輕父母的壓力。使用自然情境治療法（naturalistic intervention）確實可以（並不是碰巧的）提升父母整體的熱忱、興趣及快樂感（Schreibman et al., 1991）。

另一種降低壓力的方式是參與父母支持團體。重要的是，這個團體必須經過精心設計：事實上，只有少數幾個類型的支持團體是真的可行，大部分的團體最終都會被中止（Albanese, San Miguel, & Koegel, 1995）。父母表示，如果他們跟其他只會「抱怨」事情有多困難以及學校人員有多無能的父母在一起，他們會覺得壓力更大。但若團體的進行可以由經驗豐富的專業人員來帶領，讓討論聚焦在問題解決的話，就可以減輕他們的壓力，而且他們也喜歡這樣的團體。

有一件事情很重要，也就是處在高度壓力下的父母，他們需要知道孩子成功做到了什麼事，就算孩子只是做到了很小很小的事情，他們都需要知道。因此老師或治療者可以協助父母得知孩子的小小成就（無論那有多小）並慶祝之。當父母的教養方式是正確的時候，他們也需要被支持，所以老師或治療者若記得定期讚美父母做得好的

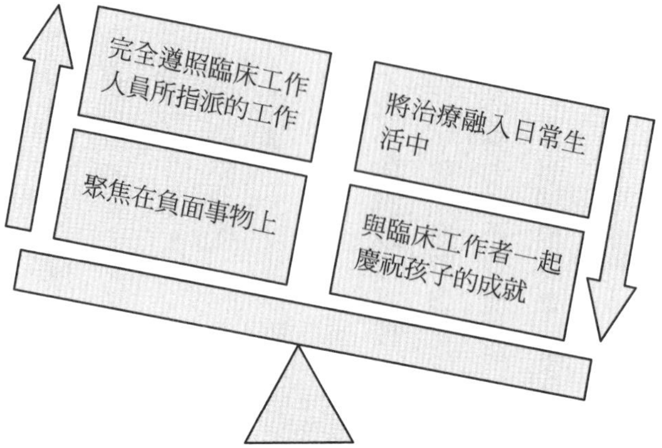
完全遵照臨床工作人員所指派的工作
聚焦在負面事物上
將治療融入日常生活中
與臨床工作者一起慶祝孩子的成就
壓力程度

圖 11　減輕父母的壓力

部分，是有幫助的。若一個孩子出現問題，老師及治療者可以建議父母閱讀有助於解決問題的文獻。對父母來說，沒有什麼比一個老師或治療者總是不斷指出他做不好的地方更糟了，因此，最重要的是，老師或治療者要成為解決問題的一部分而不是成為問題的一部分。

毫無疑問，進一步研究是必要的，以找到老師、治療者、家族成員及社會大眾可以幫助自閉症類群障礙症孩童的家長減輕壓力的最佳方法，我們已經確定這是個需要進一步處理的問題，並開始著手進行研究。可以肯定的是，這不會只是一張詳盡的建議清單，而是發展各種有助於減輕壓力的想法的起點。然而，我們需要更多的研究以找到不但能減輕父母的壓力，也能讓父母實際應用在生活中的方法，同時這方法不只是暫時減輕壓力，而是具有長期的效果。身為這社會的一分子，協助每一位自閉症孩童的家長是我們的義務。

佐證研究資料：關於父母的壓力

我們針對父母壓力的研究清楚指出，自閉症孩童的父母承受了難以置信的巨大壓力（R.L. Koegel, Schreibman, et al., 1992），而且有一些特定的壓力模式及類型常見於所有自閉症孩童的父母，如霍洛伊德（Holroyd, 1987）使用《慢性病患或身障成員家庭壓力量表》（Questionnaire on Resources and Stress for Families with Chronically Ill or Handicapped Members，譯註：本量表主要用來測量病人、量表填寫人及整個家庭所遇到的壓力，共分為15個向度，目前尚無中文翻譯）所測量的結果。研究指出，自閉症孩童的父母與發展正常孩童的父母，在孩子的依賴行為與自我管理能力、認知表現的缺陷、家庭共同活動的有限性以及孩子的終生照護議題等方面，所承受的壓力是很不同的。這並不令人訝異，因為自閉症孩童的父母必須更密集地管理孩子的行為，孩子的語言障礙使得他們的依賴性更高並且影響了認知功能的發展，同時父母一生都在擔心孩子的人生規劃與發展，這些全部加總起來會造成高度的壓力。有趣的是，那些生活在不同文化背景及地理環境下，且孩子的年齡與功能皆不同的母親都經驗到類似的壓力類型（R.L. Koegel, Schreibman, et al., 1992）；父親感受到的壓力則是在其他方面（Moes, Koegel, Schreibman, & Loos, 1992）。

我們使用了三種測驗來比較母親與父親的壓力感受：《壓力及壓力源量表》（Questionnaire on Resources and Stress，譯註：此量表主要用來測量有身心障礙成員的家庭的壓力感受及壓力源，共分為15個向度，可測量父母、整個家庭及孩子的壓力，目前尚無中文翻譯）、《家長面對孩童健康問題因應模式量表》（Coping Health Inventory for Parents, CHIP，譯註：此量表主要用來測量當孩子患有嚴重疾病或慢性疾病時父母的因應模式，目前尚無中文翻譯）（McCubbin, McCubbin, Nevin, & Cauble, 1981），以及《貝克憂鬱量表》（Beck Depression Inventory，譯註：臺灣有中文譯本，由中國行為科學社出版）（Beck & Steer, 1987）。結果顯示，雖然母親明顯比父親承受更大壓力，但這似乎與社會角色有關。也就是說，母親大部分的壓力是與照顧及養育孩子有關，而父親大部分的壓力是為了確保他們有足夠的經濟能力，好讓孩子能持續接受

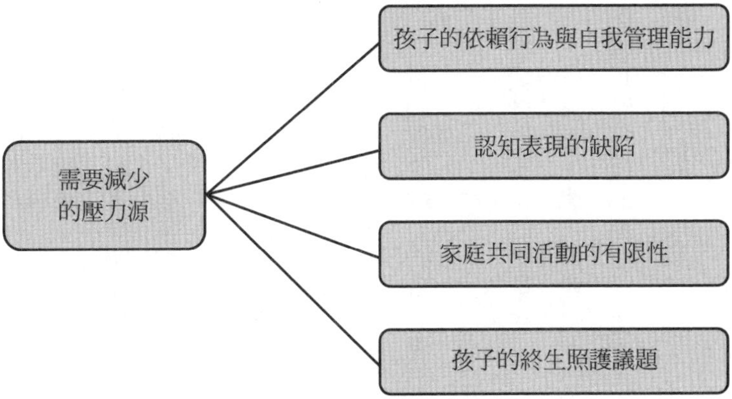

圖 12　父母的壓力來源

治療。在這些參與研究的家庭中，父親是家庭的主要經濟來源，母親則是孩子的主要照顧者，而當這些傳統的教養角色改變時，這些家庭所經驗到的壓力類型可能也會有所改變。

一個令人感興趣的發現是父母教學計畫似乎未必能消除父母壓力。你也許會認為，當父母有了一套技巧得以處理孩子的行為並且可以教導孩子新技巧，他們的壓力應該就會比較小。但，不是這樣的！即使他們參與了父母教學計畫，也可以完全掌控孩子的行為，仍不必然就能減輕壓力（R.L. Koegel et al., 1996）。同時，父母相當擔心孩子的認知能力，即使孩子很聰明，但是父母認為傳統學科考試方式也許會讓孩子被認為有認知缺陷，尤其是因為大部分標準化測驗都仰賴大量的溝通能力，而這卻是自閉症孩童最具挑戰性的領域。

此外，很多自閉症類群障礙症的孩童都有行為問題，因此父母很難帶他們去公眾場所，同時，很多父母對於來自社區的負面反應也感到相當有壓力，所以家庭可以從事的活動很有限。簡而言之，父母相當擔心他們的孩子，也感受到很大的壓力，而這似乎是永無止盡的。他們覺得孩子的依賴性會需要有經驗的人付出一定程度的心力來進行照顧，而且他們也覺察到自己很可能會比孩子早離開人世，因此，對於是否可以有人持續愛孩子，並投入心力照顧他們感到相當有壓力。

我們對於壓力的研究發現與其他相關研究（如 Bouma & Schweitzer, 1990; Bristol & Schopler, 1983; Holroyd & McArthur, 1976）相當一致，而且說明了發展減輕壓力的介入計畫與社區支持的重要性。

一個在未來可能會受到注意的領域是，文化因素可能會製造（也可能會減輕）自閉症孩童父母的壓力。例如：多元文化的研究指出，住在大家庭中，家人大量地提供孩子養育方面的支持（例如：有很多親戚可以協助孩子並提供支持），比起文化背景是必須獨力養育孩子且親戚都住很遠的家庭來說，前者可使照顧孩子的壓力明顯較後者低。然而，此領域的後續研究對於自閉症孩童的家庭是相當重要的，因為雖然提供社會支持對大部分的家庭都會有幫助，但若這樣的社會支持與該家庭的觀點或價值觀不一致時，可能反而會造成壓力（Bernheimer, Gallimore, & Weisner, 1990; Gallimore, Weisner, Kaufman, & Bernheimer, 1989）。其他與家庭無關的壓力源，可能會使自閉症孩童的父母面臨更多的問題，造成他們在幫助孩子及參與父母教學計畫均遭遇困難。例如：個人的壓力，像是健康問題、失業或夫妻失和，可能使得父母要對自閉症孩童進行為數眾多的治療介入變得相當困難（Plienis, Robbins, & Dunlap, 1988）。

總而言之，發展介入計畫確實是需要的，此計畫不僅可以幫助自閉症孩童，也把介入後對於整個家庭的影響納入考量。瞭解壓力的特定來源可以引導我們發展更有效的計畫，不管是首先處理個人的壓力或是協助策畫長期照護，都是為了確保孩子的需要可以在他人的照顧及付出下被妥善的滿足。例如：我們必須瞭解到某些類型的介入雖然可以改善孩子的行為，但卻會增加父母的壓力，而有些類型的介入則可以同時改善孩子的行為，也能減輕父母的壓力。核心反應訓練在這方面特別有效，它通常能改善家庭互動也能降低這些互動的壓力（R.L. Koegel et al., 1996）。

迷思：不應該期待父母去協助孩子，因為這樣會增加他們的壓力與焦慮。

真相：教導父母在每天的例行事務中去執行治療訓練，可以減輕父母的壓力（見第1章與第2章）。

落實於日常生活之中

每個人處理壓力的方式都不同，用來減輕壓力的事物也不同。如果你是自閉症孩童的父母，幾乎可以肯定你會遇到壓力。所以，練習花一點時間列一張可以讓你感到愉快及放鬆的活動清單吧！（Barry & Singer, 2002）。根據我們的經驗，若你列一些使你在一大早就能感覺比較好的活動清單，似乎是有幫助的。像是安靜地來杯咖啡搭配一本好書或是去公園慢跑，怎麼樣呢？然後，花點時間做這些事吧！在我們的臨床經驗中，我們注意到一些其他的事情或許也有幫助。若孩子在早上的例行事務已經讓你快瘋了，你也許會希望先教孩子在這方面更獨立，像是設定鬧鐘讓他自己起床，使你有額外的休息時間，或是教她自己帶午餐，使你可以少做一件家務事。這樣的休息時間如何呢？是否能夠讓你無論是與自己獨處，或與另一半相處都感到更放鬆呢？

另一方面，如果你對於執行家庭作業及教學活動感到疲累不已，那麼請孩子的老師或治療師幫忙你找到在日常生活中落實這些治療介入的方法。例如：孩子可以在烹飪的時候學習數學，這比坐在書桌前做練習題更為實用。閱讀食譜是練習拼音與數學很好的方式，而且孩子還可能會幫你準備晚餐。孩子最後還需要學習如何清潔整理、做飯，以及照顧他自己。你越早開始教他，你的生活將會越輕鬆。整體而言，雖然我們還沒有系統性研究所有這些技巧，但我們發現在自然情境下進行教學，確實可以減輕壓力（R.L. Koegel et al., 1996）。

現在想想看，在你生活中的那些人，他們是給你支持還是造成你更大的壓力呢？當你跟其他人在一起的時候，如果並不感到放鬆，那麼請找出是哪些部分需要改變。你可以問問婆婆（或岳母）是否能幫忙照顧孩子幾個小時，而不只是來拜訪而已嗎？你可以請孩子的老師努力想出三種方法減少他的問題行為，好讓他可以待在學校裡，而不是每一次都請你帶他回家嗎？花一點時間找出造成壓力的原因並努力減少它，同時，找出可以讓你減輕壓力的活動，並努力增加從事這些活動的時間。如果你這麼做的話，你將會成為更好（且更快樂）的父母。

降低父母壓力的步驟

- 製作放鬆活動的清單。
- 請孩子的老師或治療師來幫忙處理問題行為。
- 將教導融入每天的活動中。
- 讓你週遭圍繞著可提供支持的人。
- 聚焦在孩子的優勢而不是缺陷。

如果你是老師或治療者，除了幫忙學生的父母學習如何在他們的日常生活中執行介入外，還要額外付出努力去協助學生的家庭。提供幾個小時讓孩子在放學後可以留在學校、偶爾帶他去郊遊，或打個電話關心他們家人過得如何。如果你無法做到這些事，至少要打個電話或寄個電子郵件告知他們學生的好表現。與此相關，很重要的是要聚焦在孩子的優勢上（Steiner, 2011）。如果孩子還沒有口語表達，與其說孩子不會說話並需要學習說話，倒不如說：「你的孩子似乎可以發出許多『ㄅ』的音，所以讓我們幫助他發出含有『ㄅ』的字。」此外，問問看學生的家人是否有任何可以讓他們生活得更輕鬆的目標想達成，像是教導孩子獨立完成回家作業、收拾桌子、帶午餐、烹飪、清潔整理、幫忙家務，或餵狗等。再想想一些其他的貼心小舉動，像是讓你的學生做特殊節日的卡片送給媽媽或爸爸。當父母感到有壓力時，有了這些額外的正向支持，真的可以讓他們感覺比較不一樣。

莫拉斯的家是一個重組家庭（combined family），母親先前曾結過婚，在第一段婚姻中生了兩個孩子，目前皆為青少年。他們家還有兩個學齡前的孩子，是母親在第二段婚姻中所生的，其中最小的女兒患有自閉症，除此之外，他們還有一隻小狗及兩隻貓。父親的工作時間很長，母親則都待在家。四個孩子（包括一個孩子患有自閉症）的壓力，賠上了父母的關係。他們很少花時間聚在一起，而且就算真的花時間聚在一起，他們也總是在爭執。爸爸是如此努力工作，媽媽則在缺乏丈夫的協助下努力教養孩子，兩個人都筋疲力盡了。他們告訴我們，他們記得過去一起做了很多很美好、很浪漫的事，但現在都沒有了。

在仔細思考有哪些部分可協助這個家庭後，我們瞭解到有些事情會讓他們無法花時間聚在一起。首先，媽媽極度擔心把小女兒留給保姆，因為她的女兒有溝通發展遲緩以及行為問題，她擔心隔壁的保姆在遇到狀況的時候，缺乏技巧來幫助她的孩子，而她的女兒也沒有能力告訴她發生了什麼事。後來我們做的就是讓我們一個具備熟練技巧的治療師每週去他們家一個晚上，讓父母可以擁有一個約會之夜。當媽媽知道孩子會被妥善照顧，出門的時候就可以感到完全的放鬆。我們還有一些其他的計畫。我們協助整理家裡的東西，讓孩子收拾自己的玩具、晚餐的盤子以及打包隔天的午餐，藉此來改變處理家務事的慣例。如此一來，家裡會變得乾淨，在父母的約會之夜結束後也不會有很多的工作需要善後。我們也提供爸爸一些協助，以確保這個約會是特別的（真的很特別）。我們協助他預先規劃約會之夜（預訂一家好餐廳以及買電影票，他甚至還買花送太太）。除此之外，當我們留在他們家時，努力教這個家裡的青少年一些技巧，好讓他可以一起幫助他最小的妹妹。

漸漸地，我們注意到，在沒有我們的引導下，父親開始在規劃約會的角色上做得越來越好，並且開始花更多的時間留在家。他過去之所以花很長的時間在工作上，有部分的原因是，當爭吵看起來是無法避免的時候，他就不願意回家，但現在他們的婚姻開始改善了。最後，他請太太每天在孩子去上學後，花幾個小時在他的辦公室裡協助他。母親很享受這段時間，並拿一些她賺的錢雇用一位管家，每週清理房子一次（而這正是她所討厭的事情）。有些家庭也許需要每週超過一次的約會之夜來減輕他們的壓力，但在這個例子中，協助整個家庭系統（包含了哥哥），可以改善家庭結構，而且簡單的提供一個機會讓父母親可以一起享受一段愉快的時光，就是改善這對伴侶婚姻及家庭生活的關鍵。

問問你自己

◆父母

1. 有什麼人事物讓我覺得壓力很大？我可以怎麼改變呢？
2. 什麼活動可以讓我感到快樂呢？我可以怎麼樣增加這些活動呢？
3. 我可以教孩子做什麼家務事，讓我的生活過得更輕鬆一點呢？

◆老師

1. 我可以做什麼來幫助學生的父母減輕他們的壓力呢？

2. 我有教導學生的父母如何利用日常生活例行事務來達成既定目標嗎？

3. 我有沒有將治療目標納入學校課程中，讓家長在家中的壓力得以減輕呢？

7 如何在自然情境中進行治療與衡鑑

I. 在自然情境中進行治療

莎拉是個小學生，目前被安置在特教班中。這個班級很小，只有八個學生，各有著不同類型的身心障礙症，其中兩個孩子患有自閉症，五個孩子為語言發展遲緩，另一個孩子則患有唐氏症。莎拉的學業技巧發展得並不平均，她的視奏（sight-reading，譯註：指的是拿到樂譜就能看著樂譜流暢地把音樂演奏出來）及數學能力很好，閱讀理解及其他語言相關的能力則很弱。去年他們班只有她一個自閉症孩童，但今年進來了另一個有嚴重干擾行為的自閉症孩童後，莎拉開始從這個孩子身上學到了不適切的行為。她的父母要求特教組長，希望能將莎拉轉到普通班，但組長表示，特教人員必須先協助學生「準備好」進入普通班，他們才會考慮將她轉到普通班。這是個好方法嗎？

莎拉父母的想法是對的。讓自閉症學生盡早進入普通班，與發展正常的孩子相處是**相當**重要的。自閉症類群障礙症的孩童需要與發展正常的同儕相處，與他們練習相關的社交學習目標，同時也需要向已經擁有良好社交技巧的同儕學習如何模仿他們的社交技巧。「做準備」的模式不一定是有效的，讓身心障礙的孩童與發展正常的同儕分開，並提供有別於普通班的課程後，他們反而常常表現得更為落後。簡單來說，只要有可能，教學最好是在自然情境下完成。所謂的自然情境，指的是像一般孩子會參與的活動及情境，如普通班、課後活動、課後輔導，以及家庭旅遊等。

請把以前的治療室給忘了吧！在那些治療室中沒有會造成分心的玩具、牆上沒有任何圖畫或照片，只有少數幾個身心障礙的學生，而他們接受的課程與發展正常的孩子接受的課程很不一樣（通常難度降低很多）；那不是自然情境，也不是教導自閉症孩童的理想情境。如果你是父母，請不要想著把家中的地下室或多出來的客房清空，好讓孩子可以被隔離在一個無干擾的環境中。如果自閉症孩童將來要像個成人一樣地去工作、與人建立關係，並生活在「現實世界」中，必須有人教導他如何正確地因應一般人在自然情境中會遇到的情況，好使他能在這個社會中存活下來。而這樣的治療方式正好提供他一個最佳機會，使他在長大後能成為被大眾接納的成人。

在日常生活情境中進行治療，解決了很多我們過去在診所中進行治療時會遇到的類化（generalization）問題。具體來說，我們過去總是在無干擾的情境下進行教學，我們盡量減少牆上的圖畫或照片，並用盡各種方式來確保週遭沒有任何會導致孩子分心的事物。雖然他們可以在這樣的情境下進行學習，但卻很難將新學會的行為應用在自然情境中，我們稱這種情形叫做類化困難。換句話說，孩子們很難將新學到的行為廣泛地應用在其他情境中，在沒有特定的教導下就無法完成新的作業，而且也無法在面對其他人時使用新學到的行為。舉例來說，一個孩子可能很會算作業簿上的數學練習題，但是當她去到商店買東西時，卻無法算出兩樣東西總共是多少錢的話，那麼她做這些作業簿上的數學練習題就顯得毫無意義了。或者，她可以指認出斑馬的圖片，但去到動物園看到黑白條紋相間的四條腿動物，卻說不出那是什麼，從現實生活的角度來看，這樣的教學根本就沒有用。

因此，就某種程度來說，要解決類化的問題意味著，要盡可能在普通班中對孩子進行教學；讓她參與課後社團及活動；帶她融入日常生活環境中，像是去餐廳、雜貨店、玩具店等，以此類推。對待自閉症孩童的方式應該跟對待一般孩子一樣。在這些自然情境中，我們就不需要擔心類化的問題，我們預期這些自閉症孩童隨著年齡增長，他們會學到如何在不同情境中有適切的表現。在自然情境及日常生活情境中進行治療介入，是產生良好預後的關鍵所在。

類化

將所學到的行為

- 應用至不同情境。
- 做新的應用。
- 應用在不同人身上。
- 持續使用，不隨時間而消失。

研究支持證據

在第5章，我們已經討論過家人一起參與治療的重要性，而核心反應訓練的另一個重要的特色是在自然情境中執行治療介入。這意味著，若你是父母，你要確保孩子可以參與的學校課程、課後輔導、休閒活動或其他任何你會幫孩子選擇進行活動的場域，都和一般正常沒有身心障礙的孩子一樣。已經累積了很多研究資料顯示，在自然情境中進行治療是有很大的益處的。

◆自然情境vs.個別化或隔離情境

每一個兒童發展理論都是奠基於一個假設：孩子是在自然情境中被撫養長大的，若將發展正常的孩子帶離自然情境，極可能導致某些類型的發展問題。也就是說，孩子為了能夠有正常的發展，必須暴露在自然刺激中。然而，回顧治療自閉症的歷史，我們發現，當有人嘗試去「幫助」這些身心障礙的孩子時，幾乎很少使用暴露於自然刺激的方法。就在幾十年前，幾乎所有的自閉症患者終其一生都被關在精神醫療院所內，而大部分的醫師也都建議使用這種方法。

雖然少數幾位有遠見的學者已經使用暴露於自然刺激的治療取向，獲得很好的效果，像是一九八〇年代早期的尚・馬克・加斯帕爾・伊塔爾（Jean Marc Gaspard Itard）醫師、一九九〇年代早期的海倫娜・德佛奧（Helena Devereaux），都企圖在自然情境中提供密集且個別化的治療介入，使用的方式為帶身心障礙者到他們家中進行治療。但到目前為止，這幾位學者是少數的例外，他們使用的治療取向有很大的革新，與過去長久以來習慣使用的治療取向相當不同。過去使用的治療取向都是把身心障礙者安置在隔離的情境中，但有一點很重要，請記得，那時候很少具有科學依據的治療方式可以使用，而治療者認為使用這樣隔離的環境可以提供一個機會，讓身心障礙者接受每天24小時全天候的密集治療。不幸的是，在這些情境中進行治療所獲得的結果並非人們所希望看見的。

過去曾經有自閉症孩童被安置在機構中，他們經常就只能在機構中度過餘生。雖然這些孩子沒有任何進展已經夠糟了，但還有其他問題需要考量。精神醫療院所與孩子在外面遇到的自然情境與社區是很不一樣的。這類醫院經常是座落於偏遠區域，這些孩子常常就只是被關著而已。事實上，醫院通常同時有兩、三道鎖，以至於孩子根本無法逃出去。孩子被限制在房間及大廳裡活動，而且也只能跟其他同樣是自閉症的孩童互動。因為這些孩子常常沒有經過如廁訓練，還有很多的破壞性行為，所以整個環境設備通常也很糟。精神醫療院所即使是在各方面資源充沛的情況下經營，也是需要大量的花費才能維持機構的營運，而且很少機構願意或想盡辦法創造一個像家的環境，因為即使他們真的這麼做，其中的優秀工作人員或品質優良的好玩具通常很快就會被不怎麼領情的孩子趕跑或破壞光，到最後就形成了一個惡性循環。

更糟糕的是，為了改變孩子的行為，醫療院所的工作人員優先選擇使用的介入方式是處罰。孩子常常被約束，而且第一線工作人員經常使用強烈的體罰手段，像是高壓電擊來試圖控制孩子的問題行為。這樣的生活環境本身並不好，而且也無法帶來正向的治療效果。例如羅法斯等人（Lovaas et al., 1973）就發現，若在住院情境中，要改變孩子的行為必須花費大量的金錢與時間，而且，即使給予孩子最好的治療，療效也無法延續到醫院以外的情境中。

很多後續研究都顯示，除了住院情境是個問題外，治療介入若採人工化設計，對孩子的學習來說也是個問題。這指的是，當治療使用的是人工化的刺激物（像是利用字卡反覆教導孩子），造成孩子的反應及家庭互動的改善程度都比在自然情境下進行治療所改善的程度還要低。事實上，幾乎對於所有的行為來說都是如此，特別像是發音等行為，傳統上都會在隔離的情境中進行教學，但自閉症孩童如果能在更自然的情境中接受教導，他們的學習會更有效率。

在我們的研究中，我們發現如果在自然情境中進行治療訓練，孩子的語言理解能力會有更明顯的改善（L.K. Koegel et al., 1998）。舉個實例，一個孩子在學習如何發出「ㄑ」的音方面有困難，如果利用以「ㄑ」為開頭且孩子喜歡的東西做為治療素材，讓孩子來向我們要這個東西，就可以讓孩子更有效率地學習清楚的發音，而且比要求孩子去命名字卡上以「ㄑ」為開頭的東西更有效。例如：一個我們在治療的小男孩很喜歡玩球，所以我們將這件事放在心上，蒐集了一大堆各式各樣的球，並且用各種「ㄑ」開頭的字來命名，像是「氣球」、「曲棍球」等諸如此類。當他在要這些球的時候，可以正確發出「ㄑ」的音，他就可以玩這些球（譯註：原文為孩子在發出英文中的f有困難，而孩子喜歡玩球，所以治療者便收集了許多以f開頭的球類，例如足球〔footbal〕、遊戲球〔funny ball〕、泡棉球〔foam ball〕等等作為如上述的治療素材，上面描述則改以中文為例）。在自然情境下使用這些有趣的活動，比使用字卡還有效多了，孩子的干擾行為也變少了。因此，老師可以花更多時間在教學上，而不需要花太多時間在努力減少孩子的干擾行為。我們也發現，當我們用字卡進行治療時，孩子比較難將在語言治療中新學到的發音類化應用到外面的情境，如果使用球來進行治療的話，孩子就可以很容易地類化應用新學到的發音。

當治療介入是在自然情境中來執行時，孩子的行為改善程度將更為明顯。此外，值得注意的是，有些研究也顯示了，當在自然情境下進行治療時，家庭的互動也會跟著改善。就如之前所提到的，莎莉布曼等人（Schreibman et al., 1991）及柯格爾等人（R.L. Koegel et al., 1996）的研究就顯示，當治療介入是在自然情境下進行，家庭的互動壓力減少了，也更快樂了。

迷思：最好在個別化、無干擾的情境中教導自閉症孩童，或是讓自閉症孩童與其他有嚴重身心障礙的孩童在同一個班級中，而不是讓他們在普通班參與學習。

真相：若治療介入是在日常生活的情境中執行，自閉症孩童可以學得更好，問題行為會比較少，而且也能將新學到的行為類化至其他情境中。

觀察學習

- 缺乏好的觀察模仿對象可能造成自閉症孩童用不正常的方式進行學習。
- 自閉症孩童可以經由觀察發展正常的同儕學會適切行為。

自然情境之所以這麼重要的另一個原因是與觀察學習（observational learning）有關。研究者已經發現，缺乏良好的觀察模仿對象可能會造成自閉症孩童以不正常的方式進行學習（Varni, Lovaas, Koegel, & Everett, 1979）。當自閉症孩童可以觀察週遭發展正常的孩童，那麼只需要一點點的努力，他們就可以學會新的行為（Egel, Richman, & Koegel, 1981）。這些研究發現強調了治療情境的重要性。也就是說，孩子的週遭只有自閉症孩童或是孩子的週遭充滿了發展正常的孩童，會讓孩子觀察學習的效果有所不同。當孩子的主要同儕模仿對象有溝通發展遲緩、干擾行為以及侷限的興趣，那很可能會讓她難以透過觀察模仿來學到正常的行為。相對地，當她的同儕是發展正常的孩童，孩子就可以透過觀察模仿來學習許多正常的行為。這個想法與兒童發展理論是一致的（參見 Bijou & Baer, 1966; Bandura, 1969）。

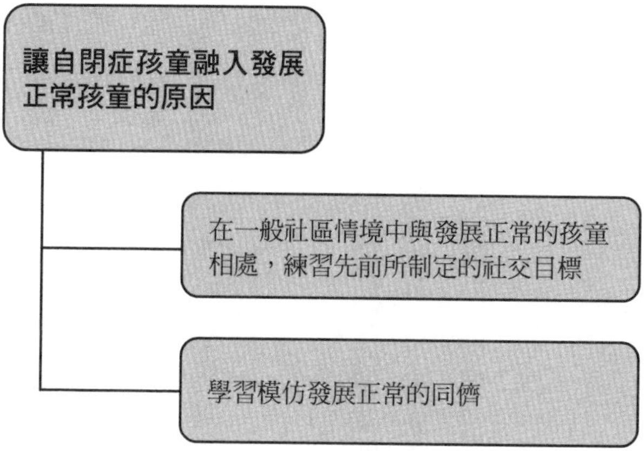
讓自閉症孩童融入發展正常孩童的原因
在一般社區情境中與發展正常的孩童相處，練習先前所制定的社交目標
學習模仿發展正常的同儕

圖 13　融合教育的重要性

類化還有其他益處。幾年前我們有幾個研究顯示，以單獨一對一的方式教導自閉症孩童，他們幾乎不會將新學到的東西類化應用到其他情境中，就算用小團體的方式也是一樣（R.L. Koegel & Rincover, 1974; Russo & Koegel, 1977）。我們還發現，就算讓孩子接受大量的一對一教學，他們仍然必須接受特殊的治療介入，才能在普通班中有良好的適應。重點在於，當孩子在一個非常個別化、隔離的環境中學習，無論這樣的環境能給予孩子什麼樣的療效，都不太可能比在非隔離環境中學得更多、更有效。因此，無庸置疑地，研究文獻強烈支持了融合教育對所有的孩子（無論有無身心障礙）都是有益的。

另一個重要議題是，許多人誤以為自閉

症孩童不喜歡與人接觸，所以最好把他們安置在一個很少與人接觸的人工化環境。在許多人的觀念中，確實也認為最好將自閉症孩童安置在沒有干擾物的環境中。然而，當這個觀念經過系統化研究後，事實證明，那些類型的「特殊環境」是沒有用的。我們發現，在那種環境中，孩子要學習某些類型的行為以及從成人與同儕的協助中獲益是有困難的（參見Russo, Koegel, & Lovaas, 1978）。事實上，對自閉症孩童來說，與人接觸似乎可以帶給孩子舒適感及幫助，這也是要在自然情境中進行教學的另一個原因。

◆以自然情境的觀點思考衡鑑的有效性

我們已經看到了不同的環境對孩子的學習會造成什麼樣的影響，接下來我們可以來想想看，若標準化的衡鑑（譯註：衡鑑為心理學專業術語，指的是針對個體狀況進行全面性的評估，包括晤談、測驗工具的進行與行為觀察等資訊的整併，在內文中會與「評估」一詞交替使用）是在人工虛構的情境下執行，會發生什麼事？這樣的測驗是否可以提供後續治療有用的資訊？有越來越多的證據指出，標準化測驗與在自然情境下進行衡鑑所得到的訊息是不同的（Condouris, Meyer, & Tager-Flusberg, 2003; Daw-

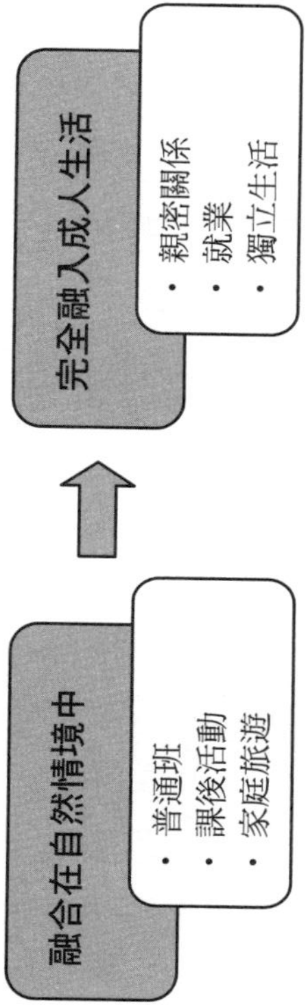

圖 14　在兒童時期進行融合性的治療方式將為成人生活帶來的影響

son, Soulières, Gernsbacher, & Mottron, 2007; Dunn, Flax, Sliwinski, & Aram, 1996; Edelson, 2005）。

例如，我們發現要評估有行為問題的自閉症孩童的詞彙量、語言能力及智商時，孩子的動機會造成很不一樣的結果（L.K. Koegel, Koegel, & Smith, 1997）。具體來說，當臨床心理師、語言治療師、老師及其他專業人員在嚴格的標準化情境中進行衡鑑，沒有給予任何像我們在核心反應訓練中會提供的誘發動機元素，則孩子在測驗中的表現將會很差。事實上，這個測驗結果也許會顯示孩子有嚴重的認知缺陷及語言發展遲緩。然而，當誘發動機元素被納入其中時，同一名孩子的測驗表現卻會有大幅的提升，甚至有時候測驗結果顯示，他的認知功能其實是落在正常範圍內。因此，標準化測驗會大幅低估自閉症孩童的能力。這顯示了，人工虛構情境是測量孩子缺乏動機的情況下的表現而不是測量他們真正的能力（Kuriakose & Koegel, 2010）。這是一個關鍵，因為對於發展治療目標來說，測驗結果是很重要的。如果測驗低估孩子的能力，那麼孩子可能會花一整年（或甚至更久）的時間學習已經會的目標行為，而這樣的教學其實是無效的。

◆在自然情境中進行教學的步驟

我們知道在自然情境中進行治療訓練可以帶給自閉症孩童極大且有意義的療效。然而，有些人也許想知道，在某些特定的情境下是否仍然可以這樣密集地執行特定的治療介入。有趣的是，有大量研究指出，在自然情境下進行治療介入，相對比較簡單也非常有效。在很多年以前，當幾乎所有的自閉症孩童都被排除在普通班之外的時候，我們就已經證實了，將自閉症孩童納入普通班是可行的，而且他們會有許多立即性的改善（Russo & Koegel, 1977）。雖然要讓治療介入有成效還是必須提供普通班教師短暫且個別化的訓練，但只需要很少的花費就可以帶來很大的治療成效，而且在社交及教育方面的治療效果可以延續許多年（可參照 Harrower & Dunlap, 2001; Owen-DeSchryver, Carr, Cale, & Blakeley-Smith, 2008; Strain, McGee, & Kohler, 2001）。甚至，只需要少量的訓練，就可以讓老師在普通班中執行核心反應訓練，並且很容易就可以大幅改善自閉症孩童的溝通表現（Smith & Camarata, 1999）。除了老師以外，只要給孩子的同儕少量的特殊訓練，就可以使他們成功的在自然情境中使用核心反應訓練的技巧，自閉症孩童在複雜社交行為方面也能獲得改善（Pierce & Schreibman, 1995）。

上述研究顯示，把自閉症孩童納入自然情境中是相對容易進行的，但研究也很清楚地說明，如果只是單單把自閉症孩童放在自然情境中而不給予任何治療介入，是不會產生任何治療成效的。老師的訓練、同儕的訓練以及每一個人的努力參與及協調，是產生最佳療效的關鍵。如果缺乏協調就特別容易造成問題，例如：若兩位治療者在教導孩子如何達成治療目標的過程中，其治療歷程有些微的差異，就可能造成孩子的行為表現有相當大的不同（R.L. Koegel, Egel, & Williams, 1980）。如果在不同的情境中執行的治療介入有所不同，那麼所有的治療者都會看到一個現象，也就是孩子在某一個情境下的行為是有所改善的，但在另一個情境下，孩子的行為表現卻反而變糟了。在另一個研究中，我們發現當執行如廁訓練時，倘若整體的訓練程序沒有經過互相協調，而且每個情境中的訓練方式都不同的話，那麼如廁訓練就會完全失敗。但是，當訓練程序經過協調，孩子身邊的訓練者都運用一致的方式進行訓練，那麼孩子很快就學會了如何上廁所（Dunlap, Koegel, & Kern, 1984）。經過互相協調的治療計畫，可以成功地讓孩子在一、兩天內就學會如何上廁所，甚至年紀較大卻仍然沒有口語表達的孩子，也可以在兩週內完成如廁訓練。

表7　傳統治療 VS. 核心反應訓練

比較項目	傳統治療	核心反應訓練
治療場所	隔離情境 隔離在精神醫療院所內	自然情境 與發展正常的同儕在一起
主要的治療方式	處罰／酬賞 限制	正向行為支持 聚焦在動機
刺激物	人工化刺激物 例如：字卡	誘發動機的刺激物 例如：玩具、書
類化與維持	難以在其他情境中類化及維持新行為	增加類化至其他情境中及維持新行為之可能
對自閉症孩童互動的觀點	相信自閉症孩童不喜歡與人接觸	相信自閉症孩童與人接觸是愉快的，而且對他們有益

另一個有效的策略是自我管理，這種策略提供了自閉症個體一種工具，讓他們可以嘗試管理自己的行為。這種治療策略包含了教導學生分辨適切與不適切的行為，然後讓他們自己監測自己是否出現適切或不適切的行為，或適切行為在某個時間內出現的頻率有多高。如果透過自我管理將目標行為的發生制訂成治療計畫，那麼自閉症孩童是可以學會作出適切反應的（L.K. Koegel, Koegel, Hurley, & Frea, 1992）。被教導自我管理技巧的孩子，可以在某個情境下減少他的固著行為，然後若能夠繼續使用這樣的自我監控技巧，亦能在其他情境下獲得相同的療效，而且在這些情境中，孩子並不需要治療師就可以使他們自身的行為有所改善（R.L. Koegel & Koegel, 1990）。這樣的類化使得治療既有效又有良好的經濟效益。

總而言之，研究文獻指出，自閉症孩童可以在自然的情境下接受衡鑑與治療，而且大多數是有效的，同時，他們也能從與發展正常孩童的互動中獲益。許多在自然情境中執行治療介入的方法都很簡單，以至於孩子的同儕也可以學習如何有效的使用這些技巧，來幫助他們的同學。無庸置疑的是，自然情境創造了最好的療效。不用因為覺得執行治療訓練一定很困難或需要很高的花費，而不敢執行自然介入。不！其實一點都不會。

落實於日常生活之中

如果你是父母，請帶著孩子跟你到處走走吧！一開始也許會很困難，但從長遠的眼光來看，這會帶來最好的結果。如果購物之旅一直都是個災難，那麼請從外出買一個東西（如果可以，最好是孩子喜歡的東西）做為開始吧！這麼一來，外出這件事就可以被設定成一件能獲得自然增強物的事情。請盡可能為你的孩子報名課後活動及社團，剛開始她可能需要有助理員陪在身旁，但隨著時間過去，這樣的協助就可以慢慢去掉。而且若從一開始就讓她跟發展正常的孩子一起相處，將能夠給她機會擴展她的興趣並參與更多這些孩子的活動。另外，試著讓你的孩子盡量能夠在學校裡持續與發展正常的孩童相處，相處時間越多越好，如果能夠一整天都在一起是最好的。因為有足夠的研究證據支持，如果孩子能夠與發展正常的孩子一起相處，則他們會有比較好的社會發展及學業表現。如果普通班老師說你的孩子會造成發展正常的孩子分心，那麼你要知道，並沒有研究證據支持這個說法。事實上，在我們的經驗以及其他專業人員的報告（J. Anderson, personal communication, circa 1992）都指出，當身心障礙孩童與發展正常孩童分在同一個班級中，發展正常的孩童似乎表現得更好。也許是因為老師也在學習如何給予個別化的指導、使用誘發動機策略，或是能夠更有效的處理各種學習風格，上述的種種對所有學生都是有幫助的。不管是哪個原因，你的孩子在普通班中很可能做得更好，而發展正常孩童則是可以幫助自閉症孩童在社交及學業發展得更好的絕佳資源。

然而，在沒有正確適當的協助下就將孩子編入普通班，很可能會對於孩子的短期及長期發展造成負面影響。因此，請務必先確認學校是否有積極的行為支持計畫；在孩子有需要的時候，是否有人可以調整課程；協助孩子的學校工作人員是否經過良好的訓練，而且知道個別化教育訓練中的目標是什麼；當孩子要在課堂上進行被指派的作業之前，請確定你已經在家幫孩子做好準備或有足夠的練習（L.K. Koegel, Koegel, et al., 2003）。也請找到適當的人選可以確認孩子在每個領域的進展，包括他與發展正常的同儕互動的情形。此外，努力讓孩子的同班同學在課餘時間來你們家玩（R.L. Koegel et al., 2005）。問問孩子的老師，看哪個學生可以跟你的孩子相處得比較好，然後開始計畫安排簡短的時間讓他們可以在一起玩，在孩子能夠跟同儕玩在一塊後，再漸漸拉長時間並且增加活動的種類。因為長時間的遊玩常常最後會變成災難，並造成同儕及自閉症孩童最後都不想要再跟對方一起玩的結局，所以請循序漸進地拉長遊戲時間。最後，請確認孩子能夠盡可能在各種家務事上協助你，包括煮飯、打掃、整理庭院以及整理自己的服裝儀容，做這些事情可以幫助他變得更獨立。

如果你是老師或學校行政人員，請盡你所能協助自閉症孩童融入發展正常的同儕中。要知道，並沒有證據指出，將自閉症孩童與發展正常的同儕隔離會使雙方表現得更好。因此，請教導學生他們要生活在現實世界中所必備的行為，並持續讓自閉症孩童與發展正常的同儕相處在一起，你會需要許多不同的介入方案好讓自閉症孩童能融入發展正常的同儕當中，同時如果你想要學生有最好的預後，那麼有許多介入方案是需要同時並進的。

身為一名治療師，你要確認治療包含個案日常生活中外出的情境，你可以跟孩子的家人在公園或遊戲場見面，並且協助孩子發展社交互動。跟他們一起去商店，教導孩子怎麼買東西、付錢，並在這些情境下有禮貌地與其他人互動等等。教導孩子這些行為，會對個案成年後的生活有很大的幫助。

傑西一年級的時候全家搬到了聖塔芭芭拉市。在他還在就讀幼兒園的時候，曾接受普通教育，但因為有不合群及干擾的行為，所以他漸漸被隔離起來，只有在休息及吃午餐的時候才可以靠近發展正常的孩童。而且到了後來，就算他的座位就在同學附近，他也幾乎不跟他們互動。當我們準備要開始協助他的時候，他已經發展出一套有效的逃避行為讓他可以完全不與人互動、幾乎不參與任何學習，並且嚇跑大部分的同儕。如果大人靠近他，他會說難聽的話並繼續做拍手及其他重複的行為。如果老師給他作業，他就會有破壞性的行為出現，像是撕毀或用鉛筆亂畫，以至於要完成作業幾乎是不可能的事。如果有其他孩子靠近他，他就會有個晉升好幾級的招術：開始製造噪音，如果噪音沒有用的話，他就會開始出現攻擊行為，好讓同儕可以離開他的個人空間，而這造成的結果是，他的個人空間比任何孩子都還要大。

在他就讀一年級的時候，我們沒有參考他先前的學校工作人員及個人治療師的建議，把傑西隔離，而是把他編入普通班中，並且一路陪伴著他。我們也在老師需要協助的時候給予支持，讓全班能獲得一個成功的教學經驗。我們給予他特殊的一對一教學，並訓練他的老師。首先是確保他可以跟生活週遭的人藉由正向的事物有所連結，而不是害怕別人只是在那裡不斷要他反覆練習學業考試以及同樣很困難的社交活動。大人重新調整他的數學、閱讀及書寫活動，並且得到了不錯的成效。他額外得到了他喜歡的玩具，並寫下他在休息時間想要做的事情。我們教他怎麼說我們給他的東西的第一個字。在休息及午餐時間，他的父母提供好吃的小點心讓他可以分享給朋友。我們使用了表格及自我管理策略，而且透過這樣的經驗我們發現，當我們告訴他，如果他可以做一點點課堂作業的話，我們回來時就會帶小獎品給他，那麼他通常就會自己做完那些作業。在這一年裡，他進步很多，而且可以像他那些發展正常的同儕一樣，在同一個活動上投入部分程度的心力。他進步了，而更重要的是，他開始被大家接納了。

在第二年，他的行為問題大大減少，於是我們透過部分參與，開始增加他在學校課業上的投入程度。我們同時也聚焦在同儕互動上，透過不同的策略（像是事前準備、自我管理、錄影帶示範教學、給予獎勵、徵求發展正常同儕的協助、根據他的興趣安排具增強效果的人際互動及社團等），他的社交人際互動進步了。同時他持續表現出在學業及社交方面的驚人進展。在幾年之後，雖然他在學業表現及社交發展方面還是略為落後同儕，但他仍持續在課業上努力著，並且每天都在進步。他在學校表現出適當的行為，持續（並且已經有）規律與他人一起玩的時間，在學校的戲劇表演中參與演出，而且沒有出現任何問題行為。他能夠融入團體中，也被其他人所喜歡，而且他的學業表現及社交互動都逐漸在進步。

在傑西的成功經驗中，有很大部分要歸功於他被完全納入在大量支持計畫的策略中，而且週遭圍繞著發展正常的同儕，他們的行為可以作為我們的治療目標，他們是很棒的榜樣可以讓傑西學習，同時也很樂於與傑西互動。只有在完全融合的情境中才可能產生出正向療效。再強調一次，請瞭解，在這整個教學計畫中，我們都是聚焦在誘發傑西的動機，讓他願意參與學習並與發展正常的同儕互動。藉由這樣的做法，他接受了持續性的治療計畫，使他所表現出來的每一個行為都更像發展正常的孩子。

問問你自己

◆父母

1. 我的孩子是否參與一般社區情境的活動？
2. 我的孩子在學校及課餘時間是否與發展正常的同儕互動？
3. 我有沒有教導孩子能夠在這世界上獨立生活的技巧？還是孩子因為沒有學到能

夠在這世界上快樂生活的技巧，而被迫安置於毫無生氣、處處受限的機構中？

4. 我有沒有創造機會誘發孩子參與學業及社交互動的動機？他或她的信心有被提升嗎？與同儕相處時會覺得自在嗎？

◆老師

1. 我有沒有告訴父母那些與他們孩子相處的同學的名字？
2. 我有沒有設計方案來幫助學生主動與其他發展正常同學互動？
3. 我的學生有沒有在一般情境中與人互動，並做類似於發展正常同學會做的事？
4. 我有沒有創造一個充滿增強概念的動機提升教學環境，讓發展正常及發展遲緩的學生都願意在每天的生活中參與學習，並且使用他們所學習到的知識？

II. 在自然情境中進行衡鑑

艾莉莎是個小學高年級的學生，她的考試成績很差，而且看起來似乎沒有想要考好成績的動機。根據她在課堂上的考試成績及標準化測驗的分數，學校針對她的課程安排給了些建議，但父母認為她的學業能力早就遠超過這些課程要求。在家中，她很少有不遵從指令的問題，甚至更為複雜的指令她大致上也能夠完成。她會說大量的詞彙，但在標準化詞彙測驗的表現卻很糟。她的父母在跟學校溝通僵持不下時，聯絡了我們中心尋求建議。

測驗及學校課程安排

你可能已經猜到我們的建議是什麼。測驗經常被用來決定孩子的能力水準以及制定適當的個別化教育計畫、在家的學習目標以及課程安排。當我們提及測驗時，通常會想到智力測驗（測量認知能力）或語文測驗，這些類型的測驗都有標準化的施測程序，孩子通常坐在桌子前，施測者會使用圖片作為刺激物來評估孩子知道多少。在這裡有一個重點要記得，其實有很多不同的方法可以用來評估孩子的能力，這一點對自閉症孩童來說格外重要。讓我們從一個例子來瞭解為什麼這一點這麼重要。我們曾經對一個自閉症小小孩施測一套標準化詞彙理解測驗（receptive vocabulary test），所使用的刺激物是各種物品的黑白圖片。我們要求孩子指出床的圖片，他指了烤箱的圖片。他的爸爸從單面鏡觀看我們的施測過程，他掐住自己額頭，非常生氣地說：「怎麼會這樣，每天晚上都是我叫我兒子上床睡覺的，每天晚上我叫他上床睡覺的時候，他就會跳上床去，他從不會跳上烤箱去！」當你比較標準化測驗及在「現實生活」中進行測驗的結果時，經常會得到不同的訊息。有些孩子在現實生活中表現得比較好，有些表現得比較差，有些則表現得都差不多。但如果孩子在現實生活中的表現與標準化測驗中的表現有落差，而課程安排又是根據測驗分數來制定的話，那麼這樣的課程安排就會完全不適合孩子了。

這就是艾莉莎所遇到的狀況。當她在測驗中缺乏動機時，這個測驗分數並不能正確地預測她的能力。當我們使用一些包含有誘發動機要素的教師自編測驗，並在標準化施測過程中，在她答對的時候就給予一些獎勵，如此一來，我們就可以正確評估她的能力並且制定適當的治療目標。

試想，如果一個像艾莉莎的孩子的個別化教育計畫包含了那些她已經知道如何正確使用的詞彙，那麼她就會花很多時間在沒有意義的活動上。別忘了，相反的情形也可能會發生。有時候孩子可以正確回答測驗中的題目，但是卻不知道如何正確使用這些詞彙。所以很重要的是這些孩子必須有正確的課程安排，而為了能有正確的課程安排，不能缺少的是，要瞭解孩子能否在日常生活中正確使用測驗中的字詞、文法結構及行為等等。

在測驗中可能會出現的問題是，大部分的標準化測驗都無法引起自閉症孩童的興趣，因為這些測驗可能是無聊、單調乏味或沒什麼意義。在這樣的情況下，孩子可能會做出一些行為好讓他們可以離開測驗情境，從攻擊、破壞、拒絕回答測驗問題到呈現昏睡狀，以及在整個測驗中沒有反應都有可能。再說一次，這就是為什麼我們強調在自然情境中進行評估是有必要的。就像前面的例

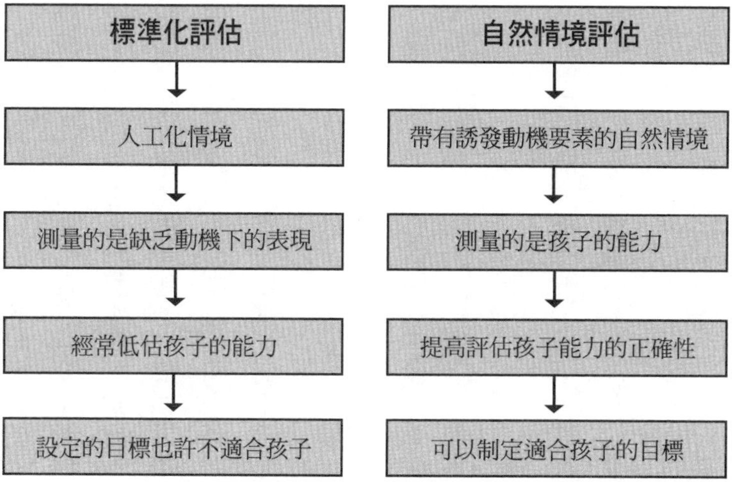

圖 15　標準化評估 VS. 自然情境評估

子，一個孩子可能無法正確回答測驗問題，但卻在現實生活中可以毫無困難的表現出適當行為，或者，若一件任務是有意義的，像是將一大塊巧克力糖分給家中的孩子，那麼也許學習數學中的分數概念就變得容易多了，而相對地，一整本的分數練習簿也許就完全沒意義了。同樣地，孩子也許可以說出文法正確完美的句子，但如果她在休息及吃午餐的時候始終都在操場遊蕩，沒有跟她的同儕說話，那麼這些句子就沒有意義了。因此，重點在於，為了治療介入，評估同樣也需要考慮在日常生活中來進行。

迷思：專心行為比課程難度安排還重要。換句話說，最好是讓孩子做簡單課業學習或是在隔離的情境中來進行教學就好，以避免孩子出現干擾行為。

真相：許多自閉症孩童在無趣、人工化的測驗中出現干擾行為，以至於提供給他們的課程安排遠低於他們的學業能力。他們應該接受更適合的課程安排。

落實於日常生活之中

衡鑑很重要，但**有效度**的衡鑑更是關鍵。有效度的衡鑑可以幫助我們瞭解孩子在自然情境下的能力如何。如果你是老師，請在日常生活中觀察孩子，蒐集他的語言樣本，看看他會跟他的同儕說些什麼，觀察他的行為、去他家裡，看看他完成每天生活例行事務的能力如何，並且告知他的父母。如果你是父母，請邀請學校工作人員來瞭解孩子尚且不足之處以及優勢能力為何，如果學校工作人員很難去你家中進行觀察，那麼請錄下孩子的生活情況，並帶到個別化教育計畫或親師討論會中。有實際可行且適當的治療目標及課程安排是很重要的，而在日常生活中進行觀察將能幫助你達成這個目標。

接下來要考慮的是正式測驗。我們知道自閉症孩童對於沒有獎勵或他們不感興趣的任務都會覺得比較困難（一般來說，所有人都是如此）。相對地，如果任務是有意義的、與自身有關的，他們可能就會做得很好。總而言之，這一切都和動機脫離不了關係。因此，第一件事情是思考孩子在測驗情境中的表現如何。他是不是與不熟悉的大人相處有困難？當測驗對他來說沒有意義的時候，他的表現是不是很差？黑白圖片或測驗使用的刺激物類型是不是讓他覺得很苦惱？你的工作是要確認這個測驗可以真實反映出孩子的能力，**而不是**反映出他的動機或逃避及干擾行為的程度。如果你認為這個測驗會低估孩子的能力，那麼請確認他可以在其他不同的情境下接受評估（不一定要標準化的測驗情境），可以是在家中進行測驗、使用非標準化的施測程序或透過行為觀察來獲得衡鑑資料。如果你是施測者，你必須確認你擁有關於孩子能力程度的有效指標，並且邀請父母來協助處理孩子的干擾行為，或協助你瞭解有什麼東西可以誘發孩子的動機。

正確的評估可以讓我們制訂出課程及治療目標的正確難度，而這將有助於孩子的能力向前邁進。從長遠的眼光來看，這是不可或缺的。我們知道學生常常使用干擾行為來讓老師改變他的課程安排，這意味著大部分老師在學生出現干擾行為的時候就會降低課程的難度，而不是想著怎麼減少學生的干擾行為以及讓課程變得更有趣一點。最後，學校安排的課程會完全低於孩子的學業能力，孩子變成只是坐在教室裡，做著沒有意義的功課，而且學不到任何東西，這一切都是干擾行為導致的後果。別被孩子其他類型的行為（像是精神不濟、嗜睡或無反應等）給欺騙而讓他們逃避課堂作業，雖然因為這些行為在課堂上不算是干擾行為，所以很容易被忽略，但這些行為仍然大有問題。請記得，自閉症孩童與發展正常的孩童都一樣，需要慢慢進步並面對學業上的挑戰。

所以，讓我們來談談幾個可以更正確地施行測驗的方法。以下有幾個實際可行的想法提供給施測者：

- 找到可以誘發孩子動機的方法，並且在測驗情境中使用。你可以把測驗拆解成小部分、使用酬賞做為誘因，或使用任何可以誘發孩子做出反應的策略。
- 跟家人進行會談，這樣一來你可以確認孩子的表現是否完全反映出他真實的能力。舉例來說，假如父母表示孩子會說大量的詞彙，但她的測驗表現卻很差的話，那麼請找出原因。
- 請確認孩子有注意聽並確實瞭解你的指令。在他做反應之前，讓他重複指令或指出測驗刺激物在哪裡。
- 在自然情境中觀察孩子，看看她在現實生活中的能力如何。
- 在測驗情境中給孩子更多的休息時間讓他可以去做他喜歡的活動。
- 讓孩子知道他總共需要完成多少題目，這樣他才不會把測驗當成是永無止盡、單調無聊的作業。

● 創造屬於你自己的測驗，讓測驗包含更多實際操作及有意義的問題。

再強調一次，使用正確的測驗、正確的治療計畫以及正確的課程安排，將有助於自閉症孩童充分發揮他們的潛力。

※譯註：針對上述衡鑑的部分，以目前臺灣情況來說，針對自閉症孩童的衡鑑，智力方面所使用的為《魏氏智力測驗》（*Wechsler Intelligence Scale*，為國際通用、具良好信效度之測驗），該測驗針對兒童使用的版本大多已改良至兼具有趣性的部分。此外臨床心理師除了測驗之外，亦會透過晤談來瞭解孩子的狀況；至於在進行此測驗時的訓練更是會適度搭配增強物的使用，並考量孩子當時的狀況與動機，以判斷結果的有效性。若發現孩子確實無動機，則會增加家長或老師填寫適應行為量表的部分（如《文蘭適應行為量表》或《適應行為評量系統第二版》），由照顧者提供個案在家中或學校的行為表現能力，對照常模後可知其程度。在最後的報告內除了提醒相關結果是否受到缺乏動機的影響之外，亦會整合其他晤談、量表資訊，提出完整的衡鑑報告。

我們去學校參訪的時候觀察到一種現象。其中一個孩子有很多干擾行為，她被安排的課程跟班上其他同學都不一樣。這裡很清楚看到發生了什麼事。每一次給這個孩子稍微難一點點的功課，她就開始出現干擾行為，當給她簡單的功課時（真的很簡單，她可以不費吹灰之力就完成），就乖得像個小天使。雖然這樣一來她的老師可以感覺很輕鬆，而且這樣一對一的情況下她可以獨立安靜地做功課，但是這孩子卻學不到任何東西。事實上，孩子完全操縱了老師及特教人員在課程安排上的設計，讓課程變成不具任何難度。更糟的是，應該要密切協助她的特教老師打從心底相信讓她的學生獨立完成作業遠比讓她學到新東西還要重要。在經過一些討論之後，我們開始穿插更多具有挑戰性的作業在治療介入當中。在幾個月後，她開始可以跟她的同儕一樣做幾乎同樣的功課（只做了一點點小調整）。

◆◆◆

尚恩是被診斷患有亞斯伯格症的聰明高中生。他很認真學習，可以記得每一件事，他花許多時間在閱讀書籍以至於他在許多方面都是專家，從高爾夫球到世界歷史他都懂。但問題是他的考試成績非常差，以他的能力，他應該可以拿到A的科目都只拿了B。對一個高中生來說，成績代表了一切，代表著他能不能進入好

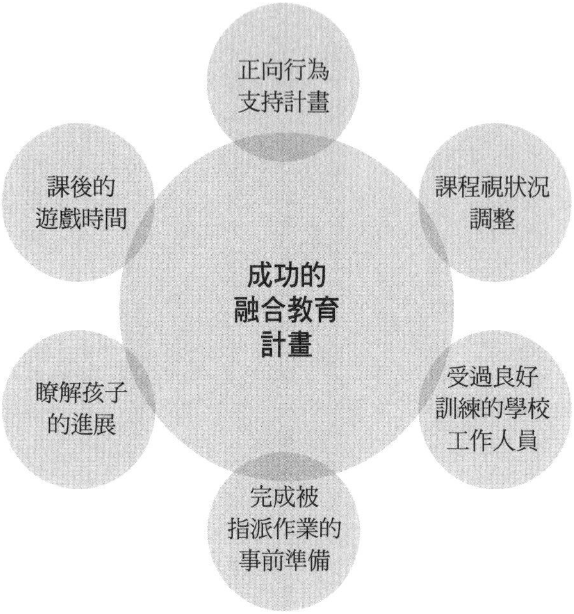

圖 16　成功的融合教育計畫之要素

大學。現在看起來他所擁有的知識並不是問題，問題在於考試。所以我們以電子郵件提出一個計畫：關於考試，為了能夠在他寫完時進行確認，你也許希望他的老師都可以協助他開始進行自我管理計畫。在他交卷之前，只要讓他去檢查考卷上的每一個題目就好。為了確認他有做到這件事，他必須在重新檢查試題後，在試題旁邊做一個檢查的記號。如果他沒有逐題檢查完成就交卷，老師可以請他回到座位上再重新檢查一次。這樣應該可以協助他學習到一個終身都受用的技巧。

在高中拿到好成績可以幫助他進入大學，而我也確定他做得到，特別是即使他這麼粗心大意，他還是能拿到這麼高的成績。請注意，我們所說的一切都是假設他在寫完考卷後還有多餘的時間可以拿來做檢查，但如果不是這樣的話，你也許要想想是不是能夠延長他的考試時間，他應該是具有資格的，特別是他如果因為時間的限制而無法真正表現出他的能力的話，那麼就應該延長他的考試時間。

老師們參與了這個計畫，而父母則把這個計畫告訴他。隔週，他所有的考試都得到了A。他告訴父母，身為一個高中生，被老師叫回座位去檢查考卷真的是相當丟臉，所以他自己決定要靠自己來仔細檢查每一個題目。

問問你自己

◈父母

1. 我的孩子有接受正確的評估嗎？
2. 我的孩子是否從課程中獲益？

3. 是否將學校作業內容進行適當的調整，讓作業既具有挑戰性又能誘發孩子的動機呢？

◆老師

1. 我是否在不同的情境下使用能誘發孩子動機的方法來評估孩子，好讓我知道怎麼樣的課程安排是適當的？
2. 我有安排具挑戰性的課程讓孩子能夠從中學習嗎？
3. 我有沒有經常問自己，當孩子出現干擾行為時，我是不是就安排較不具挑戰性的課程給孩子？

8 如何在進行核心反應訓練時輕鬆蒐集資料

本章與莎拉．庫利亞克斯❶共同撰寫

許多的老師、臨床工作者與父母聽到資料蒐集這件事時，都會顯得抗拒退縮。此外，資料蒐集乍聽會讓人覺得似乎將干擾核心反應訓練在自然情境中進行的順暢度；但事實上資料蒐集可以是有趣的，並且若確實完成，將會有許多有價值的收穫，也就是對於治療訓練的有效性可以帶來更多幫助。我們會這麼說的原因如下：第一，若身為老師或是臨床工作者，當你決定開始進行一項訓練計畫，你必須確認學生的進度與

❶莎拉．庫利亞克斯（Sarah Kuriakose）正在聖塔芭芭拉加州大學的諮商臨床與學校心理學系（Counseling, Clinical and School Psychology Department at the University of California, Santa Barbara）修讀博士學位，並且預計在二〇一二年六月取得。此刻她正在美國麻州波士頓的哈佛醫學院（Harvard Medical School in Boston, Massachusetts）進行獲得博士學位前的實習訓練；而她同時也是許多自閉症領域文章刊物的作者。

學習狀況，以利你知道這個計畫是否需要進行調整改進。第二，你也需要掌握孩子是否達到你設定的學習目標。第三，你需要評估學生使用新學得行為的頻率，以及在哪些情境下會使用。因此，孩子的學習進度、是否確實學得該能力、是否將該行為類化到不同情境，以及是否能維持這項能力等等，都是我們需要建立一個良好資料蒐集系統的重要原因。加上每個孩子的特性都不同，在某位孩子身上可以得到迅速且戲劇化治療效果的技巧，不見得適用在其他孩子身上，反而需要做些調整，這也是我們需要蒐集資料的另一項重要原因。

研究也發現，蒐集資料將會為接受你訓練的孩子帶來不同的改變。是的，確實有針對資料蒐集所進行的相關研究！研究發現，當老師以更高的頻率記載學生的學習進度，將會幫助他們在安排孩子整體課程時做出更準確的判斷，而且學生可以學習得更快速（Safer & Fleischman, 2005）。另外一項針對特教班級進行的研究發現，相較於老師沒有針對學習進度進行監控，若老師有系統化地觀察評估自己學生的學習進度，這些學生在學習表現可獲得統計上0.7個標準差的進展（Fuchs & Fuchs, 1986）。而這些結果要告訴我們的是，若你在執行一個介入計畫時，必須要能夠系統化地蒐集資料，以確定治療訓練的有效性，而且這些資料要能夠以簡單、可行的方式在不同的時間點記錄，像是治療訓練之前、治療訓練期間，以及當治療訓練結束之後等等。此外你也必須蒐集孩子將該行為類化至其他情境的相關資料，以確定孩子能夠將新學得的行為運用到非原本訓練情境的其他地方。

資料蒐集可以是簡單且有趣的

別讓資料蒐集變成一件極具壓力的事情。沒錯，你可能會覺得要在一個穩定進行的事情中紀錄一些歷程是很具壓迫感的事情；而且你可能也覺得自己不用特別紀錄學生的行為進展，因為似乎用說的就可以明確表達。但事實上，人們在紀錄行為的進展時，若沒有一個好的系統是會有困難的，因為我們會傾向去記得過程中最好的部分，或是最糟的部分。而且當你睡眠狀況不佳，或是身體不舒服時，也特別容易看到學生較具挑戰性的問題行為。又或是一個人心情愉快，自然就會將目光放在較多的正向行為上；以及當自身處在不愉快的情緒下，可能會變成著眼於孩子為何進度緩慢。再舉另一個狀況，當學生的進展是緩慢但卻穩定時，若老師僅把重點放在孩子沒有任何進展，最後可能就會做出治療目標不需任何調整的決定（也就是最後結果僅重複練習某個行為，但卻沒有針對細微的進步以及不適合的部分做治療目標的調整），反而對孩子的治療有所阻礙。因此整體來說，規律且有系統地蒐集資料，可確保有效的治療介入策略能夠持續進行，而那些較不具效果的策略則可進行調整。

接著讓我們一起來思考如何沒有壓力地蒐集資料，相信你一定不會想要最後得面對一堆從沒有人好好看過、整理過的資料。老師、治療師以及父母常會因為太過忙碌而沒有時間好好整理這些看似無意義的資料數據。這也是為什麼我們要討論出一些方法，讓你能夠在不影響訓練過程下蒐集一些具代表性的數據，並且仍然能夠掌握孩子有按部就班在訓練過程中有所進展；也就是我們希望能夠不要呈現出一大疊的文章、資料單張或是複雜的圖表。事實上，一個好的資料蒐集系統是要避免紀錄難度過高或是過度缺乏便利性，而需要的是能夠突顯出具代表性的資料，以引導治療訓練的方向與目標。

所以你要怎麼開始蒐集資料呢?底下有幾個關於蒐集資料的重點：

(1) 謹慎地確認與定義要訓練的目標行為。
(2) 針對確認好的訓練目標行為思考最佳的評估方式。
(3) 蒐集目標行為的基準表現。

(4) 蒐集訓練階段目標行為的表現。

(5) 蒐集該目標行為類化的程度與維持的狀況。

(6) 評估訓練方式的執行準確度。

接著我們將會一一介紹這些重點的相關內容。由於老師與臨床工作者最常需要進行資料的蒐集，因此我們所呈現的內容與範例將會以此觀點為主，但父母若有參與孩子的訓練，也可以從中得到關於資料蒐集的有用資訊。

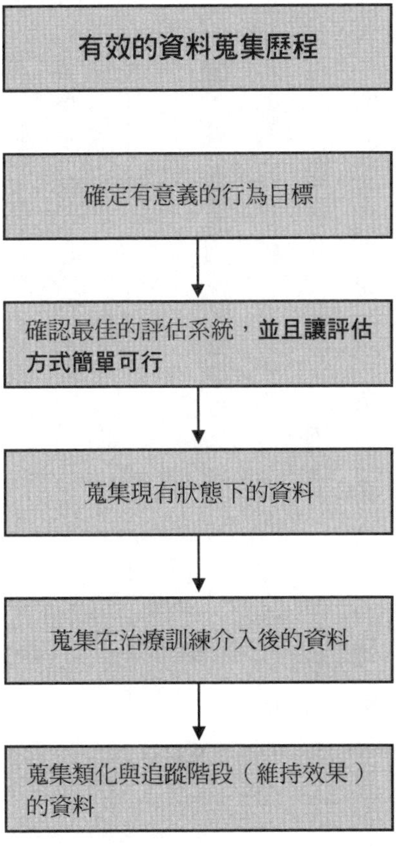
有效的資料蒐集歷程
確定有意義的行為目標
確認最佳的評估系統，並且讓評估方式簡單可行
蒐集現有狀態下的資料
蒐集在治療訓練介入後的資料
蒐集類化與追蹤階段（維持效果）的資料

圖 17　資料蒐集的重要有效元素

迷思：蒐集資料是件很惱人的事情。

真相：蒐集資料可以是個別化且簡單有用的。

◆步驟一：確認與定義要訓練的目標行為

蒐集資料的第一個步驟，就是要小心確認與定義訓練目標是什麼。將每一個目標訂定得非常具體是很重要的一件事。舉例來說，如果你目前想要訓練孩子的溝通能力，千萬別把「增進孩子的溝通能力」做為訓練目標。因為這樣的目標太過模糊了。相反地應該要將目標拆解為更細節的部分，像是「增加使用兩個字組合詞彙的比例」、「能回應同儕的問題」或是「在和同儕的對話過程中出現主動詢問問題的表現」。將目標如此修正後，可以發現要紀錄這些目標行為是更為容易的事情，因為它們有清楚的定義，而且是確實可觀察、可測量的行為。而若你想訓練的是孩子的社交技巧，那麼可以嘗試將它定義為「增加下課時間與同儕玩耍的比重」、「用口語回應同儕」或是「主動和同儕有玩耍互動的表現」，而這樣的定義比起「改善孩子與同儕互動的能力」來說，絕對是更容易加以評估的。

當你對於你設定的目標有明確的想法出現時，務必要確認所有會觀察到孩子的人員都能認同你的定義。舉例來說，如果你選擇「減少與手足互動時的不適當行為」作為目標時，「不適當」對於每個人來說似乎很難有一致的定論。然而若能嚴格地將不適當行為定義為「踢、揍、丟東西或是尖叫」，那麼這樣具體的定義將助於所有人知道什麼行為會構成不適當行為。

接下來將會舉出一些如何確認與定義目標行為的例子，蘿絲、梅森以及朱利安是三個與我們共同經歷治療的孩子，當你接下來閱讀他們的故事時，試著去思考感受看看，為什麼我們會這樣進行資料的蒐集。

表 8　如何清楚確認與定義目標行為

模糊的目標	具體的目標
增進孩子的溝通能力	增進孩子正確使用過去式（以英文而言）的能力 增進孩子正確回憶並敘述過去發生事件的能力 增進孩子在與他人對話時維持眼神注視的時間長度

模糊的目標	具體的目標
增加孩子的社交技巧	增加孩子使用非口語性的語用行為，例如在與他人對話時增加眼神接觸的時間以及能夠待在同儕身邊一段時間（而不是跑掉） 增加與同儕互動時更多樣化的主動與人互動行為 在與他人對話時增加詢問問題的行為
促進孩子的適當行為表現	在玩遊戲的過程中能夠有更多輪流的表現 在玩遊戲輸的時候能夠有更多的彈性 在吃晚餐時能乖乖坐在位置上

蘿絲的目標

蘿絲是一個2歲大的女孩，目前還沒有口語表達能力。對於蘿絲來說，增進她的溝通能力就不是一個適當的目標。將目標設定為能說出一個字的發音則是較具體的目標。這樣的目標對於一個還沒有口語能力的孩子就是較為適當的。因此我們把蘿絲的目標再次具體訂為：**增加單字發音的字彙數量與變化性，以及對於他人的口語表達出現想要溝通的意圖**。

在這樣的定義之下，你可能已經可以想像得到在紀錄表中會出現哪些欄位了，像是：(1)是否正確發出字音；(2)是否有正確的溝通意圖；(3)說出來的字詞類型；(4)在他人進行口語表達後有多少比例的適當反應。這麼一來，整個治療目標就清楚了許多。且比起我們說「她現在可以說出更多字了」而言，有了清楚的目標，我們就可以對於蘿絲到底該有哪些行為表現有更清楚的概念。另外也要記得，並不是要去紀錄蘿絲的任何一項反應，而是只要能夠紀錄到具代表性的行為，以確定蘿絲有逐步朝她的學習目標邁進即可。

梅森的目標

梅森是一個6歲的男孩，目前在學校接受融合式教育。但梅森在學校喜歡一個人玩，並且會將大部分的時間耗在自己喜歡的活動上，而這些活動大多是他從電影中記得的內容所創造出來的想像人物與劇情。當有梅森不喜歡的活動出現時，他最常出現的反應就是跑掉。因此對梅森來說，最適合的目標就是增加他在社交活動中與同儕的互動品質。再次提醒大家，我們的訓練目標是要能被測量評估的。梅森的目標如下：**增加與同學在遊戲或其他活動中能夠持續投入的時間長度**。

看到這邊，你會想要在梅森的紀錄表中放入哪些部分呢？最可能的內容如下：(1)

不同類型遊戲內容的數量（也就是不要只侷限在他自己幻想的活動內容中）；⑵他能與同學一同投入活動的時間總量（包括一起玩的整體時間，以及能持續玩下去的時間）；⑶跟梅森一起玩的同儕數量。若梅森可以在整個下課時間都與同學玩耍，緊接著就要開始紀錄他與同學互動的品質，不過我們前面提到的三個紀錄重點，便是瞭解梅森能否投入於同學也感興趣的活動之最佳起點。

朱利安的目標

朱利安是一個13歲的男孩，他最困難的部分就是進行社交溝通。雖然他可以回答同學的問題，但卻很少主動提問，這也使得他的社交互動歷程經常看起來冗長又容易陷入令人尷尬的沉默之中。他雖然表示自己很想要多一些朋友，但在學校時仍經常是獨處的狀態。所以對於朱利安來說，最好的目標便是增加他與同學互動時社交對話的能力與投入程度。我們將目標更具體訂定如下：**增加下課時段與同學互動的時間，以及與同學對話過程中主動提問問題的數量**。

紀錄表可以包含：⑴下課期間他和同學一起投入活動的時間比例；⑵朱利安互動的朋友數量；⑶朱利安詢問同學的問題數量。後續若是你想紀錄關於朱利安生活品質的資料，你可能需要紀錄的便是除了學校環境之外，朱利安與同學在外互動的狀況。

總結

在這個階段，我們所要討論的是適用於三個孩子的目標，在所有的訓練目標中，我們需要將目標訂定到不同的人都能夠明確辨識這個行為是否發生。我們希望當一個完全不瞭解任何一位孩子優弱勢的陌生人與孩子互動後，也都能同意這個孩子是否有出現適當的行為目標，這被稱之為「陌生人測驗（Stranger Test）」。所以在正式蒐集資料之前，要先確認你設定的行為目標是非常具體，並足以通過陌生人測驗的。再一次提醒，當你要著手思考核心反應訓練的行為目標時，要記得別寫出過於狹隘，或較少站在孩子角度思考的目標，也就是訓練目標對孩子是要有意義的。

迷思：資料不過就是一些無意義的數字。

真相：資料是具有社會意義的，因為可以改變孩子與其家庭的生活。

◆步驟二：確認如何評估要訓練的目標行為

第二個步驟則是要思考對於訓練目標行為而言最佳的評估方式，就我們所知，目前已經有一些特定的行為適用特定的方法做為評估。其中最重要的思考方向是，評估出來的資料要能夠有效地呈現孩子的行為樣貌。有可能的話，會希望這些蒐集資料的方式夠簡單，好讓治療師或相關人員能在治療過程中就加以紀錄。接下來我們將介紹一些蒐集資料的方式。

頻率（或事件）的紀錄方式（Frequency or event recording）：主要就是紀錄在一段時間內，某個目標行為出現的次數。這樣的紀錄方式最適用於有清楚開始與結束時間點的行為，例如詢問問題、亂吐口水，或是在桌遊中輪流的狀況。但若是對於會持續一段時間的行為，像是同儕互動、適當地玩玩具，或是像發脾氣這種開始與結束表現不同的行為內容，紀錄出現頻率就不太有什麼價值與意義了。

逐次行為表現的紀錄方式（Trial-by-trial recording）：這個方式就是紀錄孩子在每次有機會做反應時的表現，並將正確反應的次數轉化為百分比。舉例來說，在教導孩子命名顏色的過程中，就很適合這樣的方式，當你每次詢問孩子「這是什麼顏色？」若孩子有正確回答，就可以在表格上做記號，但若孩子回答的是錯誤的顏色，仍舊需要在表格上做其他記號。當進行了一段適當且具代表性的練習後（例如問十次或二十次），你便可以計算孩子正確回答的百分比，這樣的方法可以讓我們比較，當孩子接受治療後，其相關表現跟基準表現是否有差異，以及可知道孩子答對並非只是碰巧運氣好而已。再一次強調，逐次行為表現的紀錄方式重點在於，要將孩子反應過程中正確的表現次數轉換為百分比。

行為維持時間的紀錄方式（Duration recording）：這個方式便是紀錄孩子該目標行為的維持時間。這樣的紀錄方式對於某些需要一段時間進行，且對於何時開始何時結束有清楚定義的行為最為適合。舉例來說，你可以紀錄孩子發脾氣的持續時間，因為這可以讓你比較在進行治療後，孩子發脾氣的時間是變短還是變長。而維持時間的紀錄方式中還有另外一個的類型，稱為潛伏時間的紀錄方式（latency recording），這個紀錄方式為設定好一個起始點，然後從告知孩子該進行某項行為後，測量從告知到行為出現之間總共耗費了多少時間。舉例來說，你可以測量一個小孩在他被要求去寫功課後，究竟花了多久的時間才真的開始去做。若你正在教導有干擾行為的孩童或成人時，潛伏時間的紀錄方式對於瞭解他們在社區環境中投入適當行為的時間長度便特別有其效果。例如，當你正要教導一個孩子或成人能夠在商店中購物，但他卻在過程中經常出現干擾行為，那麼紀錄這個孩子或成人能夠真正進行購物行為，而不是變得更混亂的時間長短就是很重要的資訊，且若是治療介入有效，你就可以看到這段時間會逐漸縮短。

時間間距的紀錄方式（Interval recording）：這個部分指的是測量目標行為出現的時間間距，占所有行為時間間距的百分比。很多時候我們都知道一個行為有它可維持的時間，但測量這段維持的時間在某些行為上並沒有太大意義。舉例來說，你可能會想知道孩子在下課時間跟同學玩耍的時間有多長，但是這個行為在下課期間可能是一下子出現，一下子消失，所以很難確實紀錄時間的長度。同樣地，如果你想要瞭解孩子在寫功課時專心的時間有多少，那麼要實際測量從寫功課的開始到結束之間每一段專心的時間，確實會有執行上的困難。有鑒於此，便是時間間距紀錄法的最佳運用時機，如果你對於孩子在下課期間花費多少時間在跟同學玩耍，你可以將5分鐘的下課時間切割成10個等分，每個等分為30秒，然後紀錄在這10個時間等分中，孩子在哪幾個等分有跟同學玩耍，而如果他在第3、4、5、10這四個時間等分中有跟同學玩耍，那麼我們便可以知道，這個孩子在下課時間大約花了十分之四或是40％的時間量與同學有社交互動的行為出現。

表9　如何評估要訓練的目標行為

方法	定義描述	可適用的例子
頻率（或事件）的紀錄方式	在一段時間內計算目標行為發生的次數	詢問問題 適當評論他人
逐次行為表現的紀錄方式	測量孩子在每次有機會反應或是被提示下做出反應時，正確反應占總反應的百分比	說出第一個字 適當評論他人
行為維持時間的紀錄方式	測量該行為維持的時間	發脾氣 投入與同儕的互動
時間間距的紀錄方式	測量孩子投入在某個行為當中的時間間距占總行為時間的百分比	在對話當中維持在固定主題的時間 說話時有適當的音量
潛伏時間的紀錄方式	測量行為從說好要做的時間到真正出現之間的時間長度	在社區情境中某個適當行為的出現 在學習過程中專注於某個課業內容

迷思：資料的呈現方式只有一種。

真相：資料蒐集是需要個別化設定呈現方式的，因為這樣蒐集到的資料對於每個孩子的學習目標才有意義。

接下來，就讓我們再一次看看如何針對蘿絲、梅森與朱利安的目標行為進行資料蒐集，並且各自做出適合他們的表格。

蘿絲的資料

針對相似於蘿絲治療目標（增加單字的表達能力）的孩子來說，最好的資料紀錄方式是採取每次出現就加以紀錄的策略，也就是逐次行為表現的紀錄方式，因為這個行為出現的機會是間斷的，這樣的概念也就是想要來觀察，當教導蘿絲進行單字表達時，若運用核心反應訓練的治療概念，蘿絲究竟會有什麼樣的反應。而採用這種有出現再加以紀錄便是一種簡單的方法。所以在對蘿絲進行治療時，只要準備一張白紙，白紙上的表格列出1到20的數字，大約的樣貌如表10所示。每當蘿絲對於治療師的單字提示有所反應時，就可以寫下蘿絲說出的字是什麼或是蘿絲嘗試表達的內容。但若她對於治療師的提示沒有反應時，就在該數字上畫個刪除的符號。當做完這樣的紀錄後，你就可以非常清楚蘿絲在說什麼，以及她是否嘗試表達些什麼，或是在整個過程中她嘗試做出反應的比例為多少。以這個方式紀錄幾天後，將可以更清楚知道，蘿絲在這樣的治療過程當中是否有進步、是否維持原來的狀態，或是否反而退步了。

記得在過程中要提供蘿絲足夠且適當的表達機會，如此我們才能知道蘿絲會有什麼樣的反應。若資料的蒐集會干擾你與蘿絲的互動，且你在過程中覺得這次的資料可能沒有太大的代表性，則可以先將整個訓練的段落錄下來，然後稍後再進行紀錄，或是可以請其他人在旁協助資料的蒐集。此外，若你發現蒐集到的資料變異性很大（例如某幾次反應很好、某幾次反應很少），這也是沒關係的，因為你可以更詳細地分析觀察，在整個訓練的過程中，是不是有什麼因素影響了孩子的表現。例如她是不是有可能在跟某些人互動時表現特別好？或是她有沒有可能在一週內的某些日子表現得不太一樣？（像是星期一對許多人來說都是很有挑戰性的一天）以及她在不同場合會不會表現就不太一樣。在這樣思索資料的過程中，會讓你像個偵探一樣地推敲資料的重點，並且能夠發展出最適合你學生的教案。

表10 蘿絲的紀錄表單

正確說出的字	不正確但嘗試表達的內容	正確說出的字	不正確但嘗試表達的內容
1：		11：	
2：		12：	
3：		13：	
4：		14：	
5：		15：	
6：		16：	
7：		17：	
8：		18：	
9：		19：	
10：		20：	

字的變化性		字的變化性	
做出正確單字表達反應的百分比		做出正確單字表達反應的百分比	
嘗試做出表達反應的百分比		嘗試做出表達反應的百分比	
做出反應的總次數		做出反應的總次數	

請特別注意：你不需要每做一個訓練就紀錄一次，因為只要你蒐集的資料具有代表性並提供足夠訊息，好讓你能夠針對治療計畫做些調整即可。舉例來說，若一個孩子在一個星期內有好幾次發脾氣的狀況，你可能就需要紀錄他每次發脾氣的行為；但若你目前訓練的目標是要引發孩子說出第一個字，那麼每隔幾天蒐集資料或每週一次的紀錄就會是比較可行的，只要蒐集到的資料具有代表性，且是在孩子較少干擾行為下紀錄以及不會耗費過多時間即可。但要記得，當你有計畫地進行資料的蒐集，通常都可以找到具有代表性的資料，在必要情況之下，你可以針對資料的內容來調整治療

計畫，或是可以往下個訓練目標前進。

梅森的資料

梅森的治療目標（增加和同儕互動的時間）便是整合不同紀錄模式的最佳範例。其中對於他玩遊戲的種類、和他一起玩耍的同儕數量，就適合使用頻率或事件的紀錄方式。在紀錄過程中，要記得在每個不同的觀察階段中維持固定的觀察時間。至於與同儕在遊戲或活動中的投入程度，則最適合採用行為維持時間的紀錄方式，舉例來說，在遊戲的一開始便開始紀錄，然後觀察梅森在離開遊戲之前可以投入多長的時間。你也可以使用行為維持時間的紀錄方式，來看看梅森跟同學玩耍的維持分鐘數是否會逐漸增加，表11便是梅森行為紀錄的可能樣式。

迷思：每做一個訓練就紀錄一次資料。

真相：對於比較大的目標，需要長時間才能顯現效果，每週蒐集一次資料，甚至每月一次就可以了。

表 11　梅森的紀錄表單

跟同儕玩耍的分鐘數	一起玩的同儕數量	玩耍遊戲的類型數量
星期一：		
星期二：		
星期三：		
星期四：		
星期五：		
在這個禮拜當中跟同儕玩耍的總時間：		

朱利安的資料

如同梅森一樣，我們也可以使用混合的方式來紀錄朱利安是否花更多的時間跟同儕互動，以及在人際對話中是否主動提出更多的問題。因為朱利安習慣跟某幾群固定的朋友進行某些活動，因此對於瞭解朱利安是否花更多時間與同儕互動的部分，時間間距的紀錄模式應當會是最有效的。

例如，你可以每週一次在朱利安的午休時間，觀察他一段十分鐘時間內的行為表現。在整個過程中，要記得替換選擇午休時間的初期、中期或是快結束的十分鐘，並且要選擇一個禮拜當中的不同天；因為在不同階段可能會有不同的事情發生，朱利安有可能在餐桌吃飯、進行體能活動，或是社團活動等等。至於因為詢問問題這件事情是個間斷且瞬間出現的行為，頻率的紀錄方式對於此目標的掌握就是最佳的策略。你可以嘗試在十分鐘之內觀察朱利安的表現並加以紀錄。在使用頻率的紀錄方式時，要記得很重要的一件事情就是，每次要在固定的時間間距內紀錄出現該行為的頻率。因為若朱利安是兩分鐘內問了兩個問題、三十分鐘內問了六個問題，那麼比較這兩個問題與六個問題的表現就是沒有意義的。相同的概念，你也可以同時紀錄朱利安究竟跟幾位同儕一起互動。他的紀錄表格可能會呈現表12的樣貌。

表12　朱利安的紀錄表單（將10分鐘拆解成10等分紀錄）

時間（分鐘）：若有投入跟同學互動用「+」紀錄；若沒有用「-」紀錄	詢問問題的數量	一起互動的同儕數量
第1分鐘：		
第2分鐘：		
第3分鐘：		
第4分鐘：		
第5分鐘：		
第6分鐘：		
第7分鐘：		
第8分鐘：		
第9分鐘：		
第10分鐘：		

總計
一起互動的同儕總數量：
一起進行的活動數量：
在10分鐘內有投入與同儕互動的百分比：

◆步驟三：蒐集目標行為的基準表現

當你開始要進行訓練之前，很重要的一件事情就是要先去瞭解，在你還沒訓練**之前**，孩子這個行為的基準表現究竟為何。這樣的概念乍看似乎有點違背常理，因為如果你認為某個訓練方式是有效的，為什麼不直接開始進行就好？然而，如果你沒有先進行訓練前的行為資料蒐集（我們通常稱呼此為基準點〔baseline〕，或是治療前評估），那麼就無法知道治療是否真的可以帶來效果；因為這個孩子可能就那麼剛好在你進行治療的那天有了進步，也可能孩子的行為正逐漸自然改善中，而訓練也就不能帶來什麼實質的效果。整體來說，需要進行基準點評估有兩個重大原因：⑴你可以分辨自己的治療訓練是否有效，若沒有的話也可以趕快改變治療方向。⑵你可以不用浪費時間在一些本來就會有所改善的行為。進行基準點的評估其實是件簡單的事情，因為你只是一樣紀錄未來正式治療訓練後需要紀錄的行為表現，差別只在於還沒開始正式進入治療訓練（你也可以參考我們在第1章提供的「治療介入前問題行為基準表現與相關反應評估表」，來追蹤紀錄孩子的相關問題行為）；並且記得在正式開始治療訓練前，隨機花個幾次的時間來紀錄，若你發現孩子在正式治療訓練前，相關行為就已經有進步的話，你將需要再多做些思考，像是訓練的項目是否應當調整成較不是自發性改善的行為。因為我們絕對要記得，千萬別浪費孩子的時間，孩子的每一分鐘都是極其重要的。

蘿絲的基準行為表現

因為蘿絲目前還沒有口語能力，所以針對她的訓練目標，其所能表達出來的言語比例應該只會有0%，這樣的紀錄可能看似有些無意義，但仍要再一次提醒，我們還是得紀錄她基礎的表現究竟是什麼，否則不會知道究竟治療訓練是否有效。

梅森的基準行為表現

對於梅森來說，訓練的內容包括在不同活動與遊戲中的表現。你可能會發現，梅森的基準表現是他在下課期間幾乎沒有花任何時間（0%）在跟同儕互動，也不會對同儕感興趣的活動投入任何關注。另外要記得多花個幾天紀錄梅森的表現，以確認上面的描述是否一致出現在不同日子當中。

朱利安的基準行為表現

要瞭解以朱利安的情況，紀錄是如何達到效果的話，我們要先來看看實際資料的樣貌。朱利安的基準行為表現是有趣的，我們可從中看到他會想在午休時間於餐桌上跟同儕聚在一起，這些同儕是固定的一群人。然而若是在午休時間其他較非結構的時段，就可以看到他在校園內到處閒晃，並且大多是找老師互動。因為我們都知道，在餐桌吃飯時，同學之間的座位、距離大多是固定的，但這樣的情況在午休時間其他非結構的時段大多是不存在的；所以對於朱利安來說，我們便要觀察在這些非結構的時段中，他是否有更多的人際互動表現。但若對於另外一個詢問問題的目標來說，我們則只需要紀錄在餐桌上的相關表現。

因為朱利安在餐桌上幾乎沒有對同學提出任何問題，但可以在每分鐘內問老師平均大約兩個適切的問題。因此在蒐集到這個基準行為表現後，我們便知道，對於朱利安而言，他的訓練問題就不在教導他問問題，而是要教導他如何用這些不錯的問題來詢問他的同學。

基準行為表現的評估

指的就是在還沒有正式治療訓練之前，評估孩子在該訓練目標行為的表現為何。

摘要

對於紀錄孩子行為基準表現的部分，有幾個重要的概念需要特別說明。其中像是對於某些行為來說，紀錄行為基準表現並不是那麼適合。像是孩子的問題若在於對同儕或是手足有攻擊行為，就不太適合了，因為對於一個具有實徵研究基礎的治療訓練方法來說，為了瞭解孩子的基礎行為表現，而持續紀錄孩子攻擊等具危險性的行為是不道德的。若是面對這類的狀況，你應該做的是蒐集過往的相關資料及紀錄，以確定孩子攻擊行為的基準表現。

再一次說明，所謂有系統地蒐集資料，指的是所有的外在條件從基準點到治療訓練階段，都要穩定一致。舉例來說，假設你邀請朱利安跟他的弟弟在晚上十點進行十分鐘的對話，作為行為觀察的基準點，之後在治療訓練階段變成邀請朱利安在午休時間跟他最好的朋友進行十分鐘的對談。若在治療訓練階段的資料顯示朱利安有進步的話，我們並無法很肯定地說，這是治療訓練帶來的進步，因為有可能朱利安比較喜歡他的朋友，也可能對朱利安而言，相較於晚上十點，午休時段是比較容易處在清醒的狀態，自然可以有較多的言語表達。所以呢，要確定基準行為的評估階段與治療訓練階段的外在情境是穩定一致的。最好的方法就是我們可以在不同的情境、不同的情況下蒐集資料，只要我們確定在所有的階段（基準點、治療訓練階段、類化階段、追蹤階段）中，都有針對這些情境與情況進行資料的確認即可。

◆步驟四：蒐集訓練階段目標行為的表現

相信大家已經知道如何進行此部分的資料蒐集，因為要做的就跟上一個基準點步驟相同，只是這個階段要紀錄的是治療訓練加入後的狀況。

治療訓練階段的評估
指的就是評估孩子在訓練過程中的行為表現為何。

◆ 步驟五：蒐集目標行為類化的程度與維持的狀況

我們在一開始就已經針對孩子的問題進行清楚的訓練目標設定，並且找到最適當的方式來加以評估，確實在蒐集了行為基準點與治療訓練階段的評估紀錄，最後透過資料確定治療訓練有其功效存在。哇，經歷這樣的階段真是值得歡呼的一件事情，但接續還有一個重要的步驟，就是要確認這樣的治療訓練效果是否可以被類化。所謂的類化指的就是，接受我們治療訓練的孩子，能夠將學得的能力運用在有別於治療訓練的情境中。使用核心反應訓練，重視的便是在自然情境中訓練學習，因此類化的可能性就會較高。我們可以透過不同的方式來檢驗是否有達到類化的效果，例如對蘿絲來說，如果你是在她的房間內運用一些玩具來引導她進行單字詞表達的模仿，在類化階段就可以把她帶到其他朋友家中，然後看看她對於其他物品的引導是否會有相同的行為表現。另外以朱利安為例，若朱利安已經跟某個人進行一段時間的對話練習，那麼類化的檢驗就可以請他跟另外一位新的同學互動看看，觀察是否有類似的對話表現。相同地，如果梅森已經可以在教室內跟一些朋友玩自己喜歡的遊戲，那類化的檢驗就可以嘗試觀察梅森在下課後的社團內跟朋友的互動表現。

類化與追蹤階段的評估

- 評估孩子學得的能力是否在其他非訓練情境中仍舊存在。
- 評估孩子學得的能力是否隨著時間過去而仍維持（治療結束後的階段）。

再來我們也需要確認這樣的治療效果能夠持續。因為即使原來設定的治療訓練目標已經達成，但有些孩子原本學得的行為會在暑假過後消失，或是在假期過程中行為慢慢退步。為了要確認治療訓練效果仍舊存在，你可以使用與先前基準點及治療訓練階段相同的紀錄方式，如果孩子的治療效果持續存在，那就太好了；但若沒有，就可能會需要再多幾次的補強訓練階段。而我們也要再次強調，透過資料的蒐集歷程，將能夠瞭解什麼樣的治療訓練方式對於孩子有最強大的幫助。另外蒐集資料也可以讓你確定自己完整掌握治療的效果，並且也讓治療訓練者更有信心知道這樣的方式對孩子是確實有效的。

迷思：我們只需要蒐集孩子行為表現的資料。

真相：大人行為表現的資料蒐集也是必要的，這樣才能夠確認治療訓練是否適當執行。

◆步驟六：評估訓練方式的執行準確度

最後，確認治療訓練是否有被正確地操作進行，也是一件很重要的事情。你應該要定期針對這些治療訓練的提供者（如臨床工作者、老師及父母）進行資料的蒐集，以確認治療訓練的執行方式是否正確，以及是否達到較高的執行精準度（fidelity of implementation）。所謂執行精準度指的就是治療訓練是否適當地執行，以達到治療

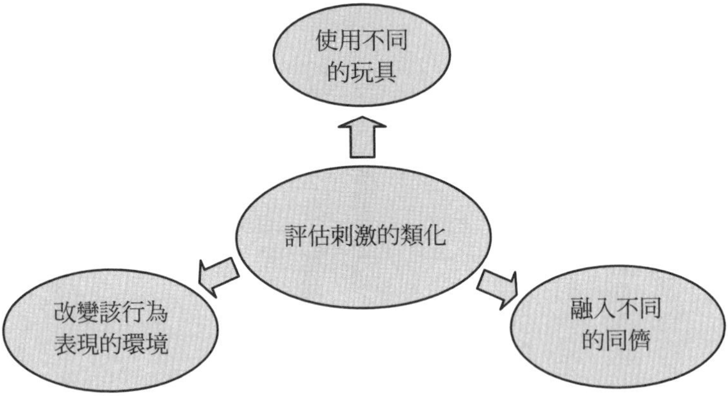

圖 18　如何評估刺激類化的方式

的目的。這通常都會在研究論文中被探討，但若治療訓練的方式沒有適當執行，那很有可能無法得到預期的行為改變。

我們可以使用先前提到的時間間距紀錄方式來追蹤執行精準度。舉例來說，你可以針對一位治療訓練執行者進行紀錄，方式則是選擇一至兩分鐘的時間間距來觀察執行程序是否正確。而且你應該要在每一個選擇的時間間距中，針對核心反應訓練的所有技巧進行紀錄（亦即使用自然增強物、增強孩子的嘗試意圖、順著孩子的選擇等等技巧），並確認是否有被正確執行。這樣的資料蒐集歷程可以幫助我們記得一件事情，那就是核心反應訓練是一套嚴謹慎重的方法，並不只是在跟孩子快樂玩耍而已（但這個治療方式還很強調讓孩子有快樂感）。

我們可以做個結論，核心反應訓練很容易讓人在過程中感到十分愉悅，以致有可能會不小心疏忽了重點在於有系統地進行這套經過驗證的訓練方法，並很準確地執行，才能達到最好的效果。至於蒐集執行精準程度的相關資料，則能確保投入在治療當中的每個人都能做到正確的治療步驟，也可以讓孩子得到最完整的治療效果。若你想要非常確定自己執行的狀況是否正確，任何一位治療訓練提供的人員（包括父母在內）都可以接受認證（若想知道更多資訊，可參考下列網址：http://www.koegelautism.com/；譯註：此認證目前僅在美國進行）。而資料蒐集最重要的事情就是，能夠讓你知道自己是否正確執行治療訓練的內容，也能清楚孩子是否達到我們期望的行為目標。

評估執行的精準程度

指的就是評估是否有正確執行治療訓練。

問問你自己

◆父母與老師

1. 我蒐集資料的方式是否夠簡單，好讓我可以規律地進行？
2. 我蒐集資料的時間間隔是否適當呢（像是每天蒐集或每個月蒐集）？
3. 我蒐集資料的內容是否緊貼孩子的目標行為？
4. 我蒐集資料的內容是否對於孩子社交能力的提升有重要的意義存在？
5. 我是否清楚蒐集我自己進行治療訓練過程中的資料，好讓我（或其他可能對我提出疑惑的人士）能夠說明自己有正確執行治療訓練程序？
6. 其他提供治療人士的治療訓練過程資料是否確實蒐集，好讓我可以分辨他們執行治療訓練程序的正確性？

參考文獻

Albanese, A.L., San Miguel, S.K., & Koegel, R.L. (1995). Social support for families. In R.L. Koegel & L.K. Koegel (Eds.), *Teaching children with autism: Strategies for initiating positive interactions and improving learning opportunities* (pp. 95–104). Baltimore: Paul H. Brookes Publishing Co.

Baker-Ericzén, M.J., Stahmer A.C., & Burns, A. (2007). Child demographics associated with outcomes in a community-based Pivotal Response Training program. *Journal of Positive Behavior Interventions, 9*(1), 52–60.

Bandura, A. (1969). *Principles of behavior modification.* New York: Holt, Rinehart & Winston.

Barry, L.M., & Singer, G.H.S. (2002). Reducing maternal psychological distress after the NICU experience through journal writing. *Journal of Early Intervention, 24*(4), 287–297.

Beck, A.T., & Steer, R.A. (1987). *Manual for the revised Beck Depression Inventory.* San Antonio, TX: The Psychological Corporation.

Bernheimer, L.P., Gallimore, R., & Weisner, T. (1990). Ecocultural theory as a context for the individual family service plan. *Journal of Early Intervention, 14*(3), 219–233.

Bettelheim, B. (1967). *The empty fortress: Infantile autism and the birth of the self.* Oxford, England: Free Press of Glencoe.

Bijou, S.W., & Baer, D.M. (1966). Operant methods in child behavior and development. In W.K. Honig (Ed.), *Operant behavior: Areas of research and application* (pp. 718–789). New York: Appleton.

Bouma, R., & Schweitzer, R. (1990). The impact of chronic childhood illness on family stress: A comparison between autism and cystic fibrosis. *Journal of Clinical Psychology, 46*(6), 722–730.

Bristol, M.M., & Schopler, E. (1983). Stress and coping in families of autistic adolescents. In E. Schopler & G.B. Mesibov (Eds.), *Autism in Adolescents and Adults*(pp. 251–278). New York: Plenum Press.

Brookman-Frazee, L. (2004). Using parent/clinician partnerships in parent education programs for children with autism. *Journal of Positive Behavior Intervention, 6,* 195–213.

Bruinsma, Y. (2004). *Increases in joint attention behavior of eye gaze alternation to share enjoyment as a collateral effect of Pivotal Response Treatment for three children with autism.* Unpublished doctoral dissertation, University of California, Santa Barbara.

Bryson, S.E., Koegel, L.K., Koegel, R.L., Openden, D., Smith, I.M., & Nefdt, N. (2007). Large scale dissemination and community implementation of Pivotal Response Treatment: Program description and preliminary data. *Research and Practice for Persons with Severe Disabilities, 32*(2), 142–153.

Carr, E.G., Newsom, C., & Binkoff, J.A. (1976). Stimulus control of self-destructive behavior in a psychotic child. *Journal of Abnormal Child Psychology, 4,* 139–153.

Chambless, D.L., & Ollendick, T.H. (2001). Empirically supported psychological interventions: Controversies and evidence. *Annual Review of Psychology, 52*, 685–716.

Condouris, K., Meyer, E., & Tager-Flusberg, H. (2003). The relationship between standardized measures of language and measures of spontaneous speech in children with autism. *American Journal of Speech–Language*

Pathology, 12, 349–358.

Dawson, M., Soulières, I., Gernsbacher, M.A., & Mottron, L. (2007). The level and nature of autistic intelligence. *Psychological Science, 18*, 657–662.

Dunlap, G. (1984). The influence of task variation and maintenance tasks on the learning and affect of autistic children. *Journal of Experimental Child Psychology, 37*, 41–64.

Dunlap, G., & Kern, L. (1996). Modifying instructional activities to promote desirable behavior: A conceptual and practical framework. *School Psychology Quarterly, 11*, 297–312.

Dunlap, G., & Koegel, R.L. (1980). Motivating autistic children through stimulus variation. *Journal of Applied Behavior Analysis, 13*, 619–627.

Dunlap, G., Koegel, R.L., & Kern, L. (1984). Continuity of treatment: Toilet training in multiple community settings. *Journal of the Association for the Severely Handicapped, 2*, 134–141.

Dunn, M., Flax, J., Sliwinski, M., & Aram, D. (1996). The use of spontaneous language measures as criteria for identifying children with specific language impairment: An attempt to reconcile clinical and research incongruence. *Journal of Speech and Hearing Research, 39*, 643–654.

Edelson, M.G. (2005). A car goes in the garage like a can of peas goes in the refrigerator: Do deficits in real-world knowledge affect the assessment of intelligence in individuals with autism? *Focus on Autism and Other Developmental Disabilities, 20*, 2–9.

Egel, A.L., Richman, G., & Koegel, R.L. (1981). Normal peer models and autistic children's learning. *Journal of Applied Behavior Analysis, 14*, 3–12.

Fuchs, L.S., & Fuchs, D. (1986). Effects of systematic formative evaluation: A meta-analysis. *Exceptional*

Children, 53(3), 199–208.

Gallimore, R., Weisner, T.S., Kaufman, S., & Bernheimer, L. (1989). The social construction of ecocultural niches: Family accommodation of developmentally delayed children. *American Journal of Mental Retardation, 94*(3), 216–230.

Gillett, J.N., & LeBlanc, L.A. (2007). Parent implemented natural language paradigm to increase language and play in children with autism. *Research in Autism Spectrum Disorders, 3*, 247–255.

Guess, D., Sailor, W., & Baer, D.M. (1978). Children with limited language. In R.L. Schiefelbusch (Ed.), *Language intervention strategies* (pp. 101–143). Baltimore: University Park Press.

Guess, D., Sailor, W., Rutherford, G., & Baer, D.M. (1968). An experimental analysis of linguistic development: The productive use of the plural morpheme. *Journal of Applied Behavior Analysis, 1*(4), 297–306.

Harper, C.B., Symon, J.B.G., & Frea, W.D. (2008). Recess is time-in: Using peers to improve social skills of children with autism. *Journal of Autism and Developmental Disorders, 38*, 815–826.

Harrower, J.K., & Dunlap, G. (2001). Including children with autism in general education classrooms. *Behavior Modification, 25*, 762–784.

Hewett, F.M. (1965). Teaching speech to an autistic child through operant conditioning. *American Journal of Orthopsychiatry, 35*(5), 927–936.

Hinton, L.M., & Kern, L. (1999). Increasing homework completion by incorporating student interests. *Journal of Positive Behavior Interventions, 1*(4), 231–234.

Holroyd, J. (1987). *Questionnaire on resources and stress for families with chronically ill or handicapped members.*

Branboon, VT: Clinical Psychology.

Holroyd, J., & McArthur, D. (1976). Mental retardation and stress on the parents: A contrast between Down's syndrome and childhood autism. *American Journal of Mental Deficiency, 80*, 431–438.

Howard, J.S., Sparkman, C.R., Cohen, H.G., Green, G., & Stanislaw, H. (2004). A comparison of intensive behavior analytic and eclectic treatments for young children with autism. *Research in Developmental Disabilities, 26*(4), 359–383.

Hung, D.W. (1977). Generalization of "curiosity" questioning behavior in autistic children. *Journal of Behavior Therapy and Experimental Psychiatry, 8*, 237–245.

Kanner, L. (1943). Autistic disturbances of affective contact. *Nervous Child, 2*, 217–250.

Kazdin, A.E. (1977). The influence of behavior preceding a reinforced response on behavior change in the classroom. *Journal of Applied Behavior Analysis, 10*, 299–310.

Kern, L., Vorndran, C.M., Hilt, A., Ringdahl, J.E., Adelman, B.E., & Dunlap, G. (1998). Choice as an intervention to improve behavior: A review of the literature. *Journal of Behavioral Education, 8*, 151–169.

Koegel, L.K., Camarata, S., Valdez-Menchaca, M., & Koegel, R.L. (1998). Setting generalization of question-asking by children with autism. *American Journal on Mental Retardation, 102*, 346–357.

Koegel, L.K., Carter, C.M., & Koegel, R.L. (2003). Teaching children with autism self-initiations as a pivotal response. *Topics in Language Disorders, 23*(2), 134–145.

Koegel, L.K., Koegel, R.L., Frea, W., & Green-Hopkins, I. (2003). Priming as a method of coordinating educational services for students with autism. *Language, Speech, and Hearing Services in Schools, 34*(3), 228–235.

Koegel, L.K., Koegel, R.L., Green-Hopkins, I., & Barnes, C.C. (2010). Brief report: Question-asking and collateral language acquisition in children with autism. *Journal of Autism and Developmental Disorders, 40*(4), 509–515. doi:10.1007/s10803-009-0896-z.

Koegel, L.K., Koegel, R.L., Hurley, C., & Frea, W.D. (1992). Improving social skills and disruptive behavior in children with autism through self-management. *Journal of Applied Behavior Analysis, 25*(2), 341–353.

Koegel, L.K., Koegel, R.L., Shoshan, Y., & McNerney, E. (1999). Pivotal response intervention II: Preliminary long-term outcome data. *Journal of the Association for Persons with Severe Handicaps, 24*(3), 186–198.

Koegel, L.K., Koegel, R.L., & Smith, A. (1997). Variables related to differences in standardized test outcomes for children with autism. *Journal of Autism and Developmental Disorders, 27*, 233–244.

Koegel, R.L., Bimbela, A., & Schreibman, L. (1996). Collateral effects of parent training on family interactions. *Journal of Autism and Developmental Disorders, 22*, 141–152.

Koegel, R.L., Camarata, S., Koegel, L.K., Ben-Tall, A., & Smith, A. (1998). Increasing speech intelligibility in children with autism. *Journal of Autism and Developmental Disorders, 28*, 241–251.

Koegel, R.L., Dyer, K., & Bell, L.K. (1987). The influence of child-preferred activities on autistic children's social behavior. *Journal of Applied Behavior Analysis, 20*, 243–252.

Koegel, R.L., & Egel, A.L. (1979). Motivating autistic children. *Journal of Abnormal Psychology, 88*, 4118–4126.

Koegel, R.L., Egel, A.L., & Williams, J. (1980). Behavioral contrast and generalization across settings in treatment of autistic children. *Journal of Experimental Child Psychology, 30*, 422–437.

Koegel, R.L., & Koegel, L.K. (1988). Generalized responsivity and pivotal behaviors. In R.H. Horner, G. Dunlap, & R.L. Koegel (Eds.), *Generalization and maintenance: Life-style changes in applied settings*(pp. 41–66).

Baltimore: Paul H. Brookes Publishing Co.

Koegel, R.L., & Koegel, L.K. (1990). Extended reductions in stereotypic behaviors through self-management in multiple community settings. *Journal of Applied Behavior Analysis, 1*, 119–127.

Koegel, R.L., & Koegel, L.K. (2006). *Pivotal Response Treatments for autism.* Baltimore: Paul H. Brookes Publishing Co.

Koegel, R.L., Koegel, L.K., & Camarata, S.M. (2010). Definitions of empirically supported treatment. *Journal of Autism and Developmental Disorders, 40*(4), 516–517.

Koegel, R.L., Koegel, L.K., & Surratt, A.V. (1992). Language intervention and disruptive behavior in preschool children with autism. *Journal of Autism and Developmental Disorders, 22*(2), 141–153.

Koegel, R.L., Koegel, L.K., Vernon, T.W., & Brookman-Frazee, L.I. (2010). Empirically supported Pivotal Response Treatment for children with autism spectrum disorders. In J.R. Weisz & A.E. Kazdin (Eds.), *Evidence-based psychotherapies for children and adolescents* (pp. 327–344). New York: Guilford Press.

Koegel, R.L., & Mentis, M. (1985). Motivation in childhood autism: Can they or won't they? *Journal of Child Psychology and Psychiatry, 26*, 185–191.

Koegel, R.L., O'Dell, M.C., & Dunlap, G. (1988). Producing speech use in nonverbal autistic children by reinforcing attempts. *Journal of Autism and Developmental Disorders, 18*(4), 525–538.

Koegel, R.L., O'Dell, M.C., & Koegel, L.K. (1987). A natural language paradigm for teaching non-verbal autistic children. *Journal of Autism and Developmental Disorders, 17*, 187–199.

Koegel, R.L., & Rincover, A. (1974). Treatment of psychotic children in a classroom environment: I. Learning in a large group. *Journal of Applied Behavior Analysis, 7*, 49–55.

Koegel, R.L., Schreibman, L., Britten, K.R., Burke, J.C., & O'Neill, R.E. (1982). A comparison of parent training to direct child treatment. In R.L. Koegel, A. Rincover, & A.L. Egel (Eds.), *Educating and understanding autistic children* (pp. 260–279). San Diego: College-Hill Press.

Koegel, R.L., Schreibman, L., Loos, L.M., Dirlich-Wilhelm, H., Dunlap, G., Robbins, F.R., & Plienis, A.J. (1992). Consistent stress profiles in mothers of children with autism. *Journal of Autism and Developmental Disorders, 22*(2), 205–216.

Koegel, R.L., Schreibman, L., O'Neill, R.E., & Burke, J.C. (1983). Personality and family interaction characteristics of parents of autistic children. *Journal of Consulting and Clinical Psychology, 16*, 683–692.

Koegel, R.L., Shirotova, L., & Koegel, L.K. (2009a). Antecedent stimulus control: Using orienting cues to facilitate first-word acquisition for nonresponders with autism. *Behavioral Analyst. 32*, (2), 281–284.

Koegel, R.L., Shirotova, L., & Koegel, L.K. (2009b). Brief report: Using individualized orienting cues to facilitate first-word acquisition in non-responders with autism. *Journal of Autism and Developmental Disorders, 39*(11), 1587–1592.

Koegel, R.L., Symon, J.B.G., & Koegel, L.K. (2002). Parent education for families of children with autism living in geographically distant areas. *Journal of Positive Behavior Interventions, 4*(2), 88–103.

Koegel, R.L., & Traphagen, J. (1982). Selection of initial words for speech training with nonverbal children. In R.L. Koegel, A. Rincover, & A.L. Egel (Eds.), *Educating and understanding autistic children* (pp. 65–77). San Diego: College-Hill Press.

Koegel, R.L., Vernon, T., & Koegel, L.K. (2009). Improving social initiations in young children with autism using reinforcers with embedded social interactions. *Journal of Autism and Developmental Disorders, 29*(9),

1240–1251.

Koegel, R.L., Werner, G.A., Vismara, L.A., & Koegel, L.K. (2005). The effectiveness of contextually supported play date interactions between children with autism and typically developing peers. *Research and Practice for Persons with Severe Disabilities, 30*, 93–102.

Koegel, R.L., & Williams, J. (1980). Direct vs. indirect response-reinforcer relationships in teaching autistic children. *Journal of Abnormal Child Psychology, 4*, 537–547.

Kuriakose, S., & Koegel, R.L. (2010, May). A longitudinal comparison of language assessments in young children with autism. In S. Kuriakose (Chair), *Cultural considerations for the assessment and influence of language in the treatment of individuals with developmental disabilities*. Symposium presented at the 36th Annual Convention of the Association for Behavior Analysis, San Antonio, TX.

Laski, K., Charlop-Christy, M.H., & Schreibman, L. (1988). Training parents to use the Natural Language Paradigm to increase their autistic children's speech. *Journal of Applied Behavior Analysis, 21*(4), 391–400.

Lovaas, O.I. (1977). *The autistic child: Language development through behavior modification*. New York: Irvington.

Lovaas, O.I. (1987). Behavioral treatment and normal education and intellectual functioning in young autistic children. *Journal of Consulting and Clinical Psychology, 55*(1), 3–9.

Lovaas, O.I., Berberich, J.P., Perloff, B.F., & Schaeffer, B. (1966). Acquisition of initiative speech in schizophrenic children. *Science, 151*, 705–707.

Lovaas, O.I., Koegel, R.L., Simmons, J.Q., & Long, J.S. (1973). Some generalization and follow-up measures on autistic children in behavior therapy. *Journal of Applied Behavior Analysis, 6*, 131–166.

Lovaas, O.I., Schaeffer, B., & Simmons, J.Q. (1965). Building social behavior in autistic children by use of electric shock. *Journal of Experimental Research in Personality, 1*(2), 99–109.

McCubbin, H.I., McCubbin, M.A., Nevin, R., & Cauble, A.E. (1981). Coping Health Inventory for Parents (CHIP). In H.I. McCubbin, A. Thompson, & M.A. McCubbin (Eds.), *Family assessment: Resiliency, coping, and adaptation: Inventories for research and practice* (pp. 407–453). Madison: University of Wisconsin Publishers.

Moes, D., Koegel, R.L., Schreibman, L., & Loos, L.M. (1992). Stress profiles for mothers and fathers of children with autism. *Psychological Reports, 71*, 1272–1274.

Mundy, P., & Newell, L. (2007). Attention, joint attention, and social cognition. *Current Directions in Psychological Science, 16*, 269–274.

Mundy, P., & Sigman, M. (2006). Joint attention, social competence and developmental psychopathology. In D. Cicchetti & D. Cohen (Eds.), *Developmental psychopathology: Theory and methods* (2nd ed., Vol. 1, pp. 79–108). Hoboken, NJ: Wiley.

National Autism Center (2009). *National standards report.* Randolph, MA: Author.

National Research Council (2001). *Educating children with autism.* Washington, DC: National Academy Press.

Nefdt, N., Koegel, R.L., Singer, G., & Gerber, M. (2010). The use of a self-directed learning program to provide introductory training in Pivotal Response Treatment to parents of children with autism. *Journal of Positive Behavior Intervention, 12*(1), 23–32.

Odom, S.L., Boyd, B.A., Hall, L.J., & Hume, K. (2010a). Erratum to: Evaluation of comprehensive treatment models for individuals with autism spectrum disorders. *Journal of Autism and Developmental Disorders, 40*, 437. doi:10.1007/s10803-009-0873-6.

Odom, S.L., Boyd, B. A., Hall, L.J., & Hume, K. (2010b). Evaluation of comprehensive treatment models for individuals with autism spectrum disorders. *Journal of Autism and Developmental Disorders 40*, 425–436, doi:10.1007/s10803-009-0825-1.

O'Neill, R. (1987). *Environmental interactions of normal children and children with autism*. Unpublished doctoral dissertation, University of California, Santa Barbara.

Owen-DeSchryver, J., Carr, E.G., Cale, S., & Blakeley-Smith, A. (2008). Promoting social interactions between students with autism spectrum disorders and their peers in inclusive school settings. *Focus on Autism and Other Developmental Disabilities, 23*, 15–28.

Pierce, K., & Schreibman, L. (1995). Increasing complex play in children with autism via peer-implemented Pivotal Response Training. *Journal of Applied Behavior Analysis, 28*, 285–295.

Pierce, K., & Schreibman, L. (1997). Multiple peer use of Pivotal Response Training social behaviors of classmates with autism: Results from trained and untrained peers. *Journal of Applied Behavior Analysis, 30*, 157–160.

Plienis, A.J., Robbins, F.R., & Dunlap, G. (1988). Parent adjustment and family stress as factors in behavioral parent training for young autistic children. *Journal of the Multihandicapped Person, 1*, 31–52.

Russo, D.C., & Koegel, R.L. (1977). A method for integrating an autistic child into a normal public school classroom. *Journal of Applied Behavior Analysis, 10*, 579–590.

Russo, D.C., Koegel, R.L., & Lovaas, O.I. (1978). Human vs. automated instruction of autistic children. *Journal of Abnormal Child Psychology, 6*, 189–201.

Safer, N., & Fleischman, S. (2005). How student progress monitoring improves instruction. *Educational Leadership, 62*(5), 81–84.

Schreibman, L., Kaneko, W., & Koegel, R.L. (1991). Positive affect of parents of autistic children: A comparison across two teaching techniques. *Behavior Therapy, 22*, 479–490.

Seligman, M.E.P., Klein, D.C., & Miller, W.R. (1976). Depression. In H. Leitenberg (Ed.), *Handbook of behavior modification* (pp. 168–210). New York: Appleton-Century-Crofts.

Seligman, M.E.P., & Maier, S.F. (1967). Failure to escape traumatic shock. *Journal of Experimental Psychology, 74*, 1–9.

Seligman, M.E.P., Maier, S.F., & Geer, J. (1968). The alleviation of learned helplessness in the dog. *Journal of Abnormal and Social Psychology, 73*, 256–262.

Sheinkopf, S., Mundy, P., Claussen, A., & Willoughby, J. (2004). Infant joint attention and 36 month behavioral outcome in cocaine exposed infant. *Development and Psychopathology, 16*, 273–293.

Sherer, M.R., & Schreibman, L. (2005). Individual behavioral profiles and predictors of treatment effectiveness for children with autism. *Journal of Consulting and Clinical Psychology, 73*, 1–14.

Simpson, R.L. (2005). Evidence-based practices and students with autism spectrum disorders. *Focus on Autism and Other Developmental Disabilities, 20*(3), 140–149.

Singer, G., Singer, J., & Horner, R. (1987). Using pretask requests to increase the probability of compliance for students with severe disabilities. *Journal of the Association for Persons with Severe Handicaps, 12*(4), 287–291.

Skinner, B.F. (1954). The science of learning and the art of teaching. *Harvard Educational Review, 24*(232), 86–97.

Skinner, B.F. (1986). Is it behaviorism? *Behavioral and Brain Sciences, 9*, 716.

Sloane, H.M., & MacAulay, B.D. (Eds.) (1968). *Operant procedures in remedial speech and language training*. Boston:

Houghton Mifflin.

Smith, A., & Camarata, S. (1999). Increasing language intelligibility of children with autism within regular classroom settings using teacher implemented instruction. *Journal of Positive Behavior Intervention, 1*, 141–151.

Smith, I.M., Koegel, R.L., Koegel, L.K., Openden, D.A., Fossum, K.L., & Bryson, S.E. (2010). Effectiveness of a novel community-based early intervention model for children with autistic spectrum disorder. *American Journal on Intellectual and Developmental Disabilities, 115*(6), 504–523.

Stahmer, A.C. (1995). Teaching symbolic play to children with autism using Pivotal Response Training. *Journal of Autism and Developmental Disorders, 25*, 123–141.

Steiner, A.M. (2011). A strength-based approach to parent education for children with autism. *Journal of Positive Behavior Interventions, 13*(3), 178–190.

Strain, P.S., McGee, G., & Kohler, F.W. (2001). Inclusion of children with autism in early intervention: An examination of rationale, myths, and procedures. In M.J. Guralnick (Ed.), *Early childhood inclusion: Focus on change* (pp. 337–363). Baltimore: Paul H. Brookes Publishing Co.

Symon, J. (2005). Expanding interventions for children with autism: Parents as trainers. *Journal of Positive Behavior Interventions, 7*(3), 159–173.

Taylor, B.A., & Harris, S.L. (1995). Teaching children with autism to seek information: Acquisition of novel information and generalization of responding. *Journal of Applied Behavior Analysis, 28*, 3–14.

Thorp, D.M., Stahmer, A.C., & Schreibman, L. (1995). Effects of sociodramatic play training on children with autism. *Journal of Autism and Developmental Disorders, 25*, 265–282.

Travis, L., Sigman, M., & Ruskin, E. (2001). Links between social understanding and social behavior in verbally able children with autism. *Journal of Autism and Developmental Disorders, 31*(2), 119–130.

Twardosz, S., & Baer, D. (1973). Training two severely retarded adolescents to ask questions. *Journal of Applied Behavioral Analysis, 6*(4), 655–661.

Varni, J., Lovaas, O.I., Koegel, R.L., & Everett, N.L. (1979). An analysis of observational learning in autistic and normal children. *Journal of Abnormal Child Psychology, 7*, 31–43.

Vaughan Van Hecke, A., Mundy, P.C., Acra, C.F., Block, J.J., Delgado, C.E.F., Parlade, M.V., ...Pomares, Y.B. (2007). Infant joint attention, temperament, and social competence in preschool children. *Child Development, 78*, 53–69.

Vismara, L.A., & Lyons, G.L. (2007). Using perseverative interests to elicit joint attention behaviors in young children with autism: Theoretical and clinical implications for understanding motivation. *Journal of Positive Behavior Interventions, 9*(4), 214–228.

Wetherby, A.M., & Prutting, C.A. (1984). Profiles of communicative and cognitive-social abilities in autistic children. *Journal of Speech and Hearing Research, 27*(3), 364–377.

Williams, J.A., Koegel, R.L., & Egel, A.L. (1981). Response-reinforcer relationships and improved learning in autistic children. *Journal of Applied Behavior Analysis, 14*, 53–60.

Wolf, M.M., Risley, T.R., & Mees, H.L. (1964). Application of operant conditioning procedure to the behavior problems of an autistic child. *Behaviour Research and Therapy, 1*, 305–312.

國家圖書館出版品預行編目（CIP）資料

自閉／亞斯兒強化動機治療手冊／ Robert L. Koegel, Lynn Kern Koegel 著；洪偉智，林怡君譯 . -- 初版 . -- 臺北市：遠流 , 2015.11

面；　公分 . --（親子館；A5030）

譯自：The PRT pocket guide: pivotal response treatment for autism spectrum disorders

ISBN 978-957-32-7736-1（平裝）

1. 自閉症　2. 亞斯伯格症　3. 行為治療法

415.988　　　　104020890

親子館 A5030
自閉／亞斯兒強化動機治療手冊
透過核心反應訓練，讓孩子在自然情境中開心學習

作者：Robert L. Koegel & Lynn Kern Koegel
譯者：洪偉智、林怡君
主編：林淑慎
責任編輯：廖怡茜

發行人：王榮文
出版發行：遠流出版事業股份有限公司
104005 臺北市中山北路一段 11 號 13 樓
郵撥／0189456-1
電話／(02)2571-0297　傳真／(02)2571-0197

著作權顧問：蕭雄淋律師
2015 年 11 月 1 日　初版一刷
2023 年 1 月 1 日　初版六刷
售價新臺幣 300 元（缺頁或破損的書，請寄回更換）

ISBN 978-957-32-7736-1　（英文版 ISBN 978-1-59857-105-9）

遠流博識網
http://www.ylib.com　E-mail: ylib@ylib.com